Kohlhammer

Claudia Welz-Spiegel

Kundenorientierte Angebotsentwicklung im Gesundheitswesen

Mit der adaptierten QFD-Methode
und Risikomanagement
die Marktposition stärken

Verlag W. Kohlhammer

Wichtiger Hinweis
Dieses Werk einschließlich aller seiner Teile ist urheberrechtlich geschützt. Jede Verwendung außerhalb der engen Grenzen des Urheberrechts ist ohne Zustimmung des Verlags unzulässig und strafbar. Das gilt insbesondere für Vervielfältigungen, Übersetzungen, Mikroverfilmungen und für die Einspeicherung und Verarbeitung in elektronischen Systemen.

Die Wiedergabe von Warenbezeichnungen, Handelsnamen und sonstigen Kennzeichen in diesem Buch berechtigt nicht zu der Annahme, dass diese von jedermann frei benutzt werden dürfen. Vielmehr kann es sich auch dann um eingetragene Warenzeichen oder sonstige geschützte Kennzeichen handeln, wenn sie nicht eigens als solche gekennzeichnet sind.

Es konnten nicht alle Rechtsinhaber von Abbildungen ermittelt werden. Sollte dem Verlag gegenüber der Nachweis der Rechtsinhaberschaft geführt werden, wird das branchenübliche Honorar nachträglich gezahlt.

1. Auflage 2014
Alle Rechte vorbehalten
© 2014 W. Kohlhammer GmbH Stuttgart
Umschlag: Gestaltungskonzept Peter Horlacher
Gesamtherstellung:
W. Kohlhammer Druckerei GmbH + Co. KG, Stuttgart
Printed in Germany

ISBN 978-3-17-022411-7

Inhalt

Abkürzungsverzeichnis

ANP	Advanced Nursing Practice
ASI	American Supplier Institute
BGB	Bürgerliches Gesetzbuch
DIN	Deutsches Institut für Normung
DRBFM	Design Review Based on Failure Mode
DRG-System	Diagnosis Related Groups System
DGQ	Deutsche Gesellschaft für Qualität
FPÄndG	Fallpauschalenänderungsgesetz
NDU	Nursing Development Unit
QM	Qualitätsmanagement
QFD	Quality Function Deployment
RWI	Rheinisch-Westfälisches Institut für Wirtschaftsforschung
SGB V	5. Sozialgesetzbuch
VDI	Verein Deutscher Ingenieure

Einführung zum Buch

Zielsetzung

Die veränderten gesetzlichen Rahmenbedingungen zur Finanzierung von Krankenhäusern und weiteren Gesundheitseinrichtungen in Deutschland und der daraus resultierende zunehmende Wettbewerb führen dazu, dass diese Organisationen sich nach wirtschaftswissenschaftlichen Prinzipien orientieren müssen. Hieraus ergibt sich der Bedarf an geeigneten Entwicklungsmethoden für Dienstleistungsangebote, die im Rahmen der Organisationsentwicklung erfolgreich umgesetzt werden können. Ziel dieses Buchs ist es, exemplarisch anhand der adaptierten Quality Function Deployment-Methode (QFD) für Krankenhäuser und Gesundheitseinrichtungen aufzuzeigen, wie durch deren Ergebnisse die Patientenzufriedenheit gesteigert und somit ein ökonomischer Gewinn erzielt werden kann.

Methoden

Es handelt sich um einen anwendungsorientierten Praxisleitfaden zur Entwicklung neuer kundenorientierter Angebote in Einrichtungen im Gesundheitswesen. Der Leitfaden bietet Projektleitern ein Methodentool zur Anwendung in eigenen Projekten.

Die in dem Leitfaden verarbeiteten Erkenntnisse beruhen auf erfolgreicher Projekterfahrung in der praktischen Umsetzung der entwickelten adaptierten QFD-Methode.

Begleitend hierzu wurden exemplarische Fallstudien im Krankenhausbereich durchgeführt. Hierbei wurde der QFD-Methodeneinsatz zur Entwicklung von Angeboten erprobt, analysiert und wissenschaftliche Konsequenzen abgeleitet. Aufgrund dieser Erkenntnisse wurde die QFD-Methode hinsichtlich der besonderen Risikoaspekte im Krankenhaus weiterentwickelt und adaptiert. Mittels eines dafür entwickelten Risiko-Cockpits zeigte sich im begleitenden Praxistest, dass die mit neuen Krankenhausangeboten verbundenen Risiken in der jetzigen adaptierten QFD-Methode umfassend beleuchtet und ausgeschlossen werden konnten.

Einleitung

Die veränderten gesetzlichen Rahmenbedingungen zur Finanzierung von Gesundheitseinrichtungen in Deutschland und der daraus resultierende zunehmende Wettbewerb führen dazu, dass der Bedarf an erfolgreich entwickelten Angeboten und Dienstleistungen stark gestiegen ist. Krankenhäuser müssen sich in diesem Kontext wie Wirtschaftsunternehmen positionieren und sich nach wirtschaftswissenschaftlichen Prinzipien orientieren. Hieraus ergibt sich der Bedarf an geeigneten Entwicklungsmethoden, die im Rahmen der krankenhausspezifischen Organisationsentwicklung erfolgreich umgesetzt werden können.

Ziel in den Entwicklungsprozessen in Einrichtungen im Gesundheitswesen ist, eine bestmögliche Ausrichtung von Dienstleistungsangeboten zugunsten des Kunden und der Patientenwünsche zu erreichen. Ein entwickeltes Angebot ist vor allem dann erfolgreich, wenn die Patienten einen individuellen Nutzen für sich erkennen und sich deshalb für ein Leitungsangebot entscheiden. Daher müssen Angebote vertrauenerweckend sein und möglichst geringe Risiken für Patienten und die Organisation aufzeigen.

Das Arbeiten mit Menschen am Menschen im Gesundheitswesen führt immer wieder zu Risiken und Fehlern. Diese entstehen vor allem in der direkten Patientenversorgung und in Behandlungsverläufen. Im Rahmen der demografischen Altersentwicklung und der veränderten Patientenzahlen in der medizinischen Versorgung werden aufgrund der Zunahme an Leistungen immer mehr Versicherungsleistungen in Anspruch genommen, die der juristischen Klärung, Absicherung und Prävention von Haftungsklagen dienen.

So sind beispielsweise die Sicherheitsaspekte von Angeboten, die Patientenzufriedenheit in Behandlungen und damit verknüpft die Kundenbindung wichtige Instrumente, um sich der wachsenden Wettbewerbs-situation in diesem Marktsegment zu stellen.

Das Management einer Gesundheitseinrichtung ist daher schon im Vorfeld gefordert, die Wünsche der verschiedenen Interessenspartner und Kunden zu erfassen und unter Risikoaspekten zu analysieren. Dies kann durch das in diesem Buch vorgestellte Vorgehen des kundenorientierten Planungs- und Entwicklungsverfahrens Quality Function Deployment (QFD) erfolgen. Für die Automobilbranche hat Yoji Akao diese Methode zur systematischen Produktentwicklung geschaffen. Mit QFD werden in vielen Branchen der Industrie Kundenwünsche in der Produktentwicklung methodisch bearbeitet. Die primäre Zielstellung ist, das, was der Begrün-der Yoji Akao methodisch für die Industrie entwickelt hat, auf Einrichtun-gen im Gesundheitswesen anwendbar zu machen und zu transformieren.

Der Schwerpunkt dieses Praxisleitfadens liegt in der Ermittlung und Strukturierung von Kundenanforderungen mit einem neu entwickelten Vorgehen in der Bearbeitung von Lösungsentwicklungsprozessen unter Risikoaspekten. Dazu wird die QFD-Methode für die besonderen An-forderungen des klinischen Risikomanagements weiterentwickelt, kran-kenhausspezifisch adaptiert und vorgestellt.

Die Ergebnisse über die praktische Umsetzung der adaptierten QFD-Methode im Krankenhaus sollen daher nicht ausschließlich rein institu-tionellen Erfordernissen dienen, sondern vielmehr erste Grundlage zur praktischen Anwendung und Diskussion im Gesundheitswesen sein.

Der Aufbau des Praxisleitfadens gliedert sich in die Darstellung von innovativen Strategien und der Rahmenbedingungen im Krankenhaus, dem Vergleich zwischen der industriellen Produktentwicklung und der Dienstleistungsentwicklung im Krankenhaus. In ▶ Kap. 2 folgt neben den besonderen Rahmenbedingungen im Krankenhausbereich die Aus-gangslage zu Innovationsmöglichkeiten mit aktuellem Handlungsbedarf unter der Berücksichtigung der Wettbewerbsveränderungen. Vergle-ichend zum Krankenhaus wird aufgezeigt, wie in der Industrie die Pro-duktentwicklungsprozesse bearbeitet werden. Die besondere Rolle der Kundenorientierung im Krankenhaus und die Unterschiede zur Indus-trie werden in diesem Kapitel mitbehandelt. Darauf folgend werden in ▶ Kap. 3 Ansätze der systematischen Dienstleistungsentwicklung und Möglichkeiten für den Krankenhausbereich aufgezeigt.

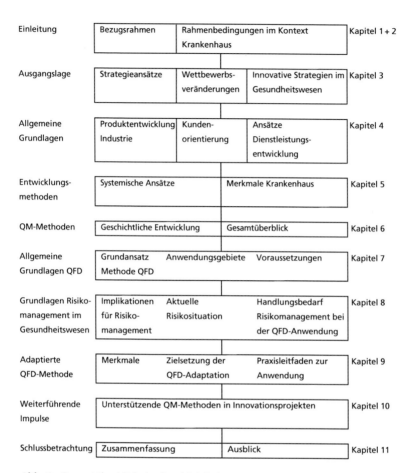

Einleitung	Bezugsrahmen	Rahmenbedingungen im Kontext Krankenhaus		Kapitel 1 + 2
Ausgangslage	Strategieansätze	Wettbewerbs-veränderungen	Innovative Strategien im Gesundheitswesen	Kapitel 3
Allgemeine Grundlagen	Produktentwicklung Industrie	Kunden-orientierung	Ansätze Dienstleistungs-entwicklung	Kapitel 4
Entwicklungs-methoden	Systemische Ansätze	Merkmale Krankenhaus		Kapitel 5
QM-Methoden	Geschichtliche Entwicklung	Gesamtüberblick		Kapitel 6
Allgemeine Grundlagen QFD	Grundansatz Methode QFD	Anwendungsgebiete	Voraussetzungen	Kapitel 7
Grundlagen Risiko-management im Gesundheitswesen	Implikationen für Risiko-management	Aktuelle Risikosituation	Handlungsbedarf Risikomanagement bei der QFD-Anwendung	Kapitel 8
Adaptierte QFD-Methode	Merkmale	Zielsetzung der QFD-Adaptation	Praxisleitfaden zur Anwendung	Kapitel 9
Weiterführende Impulse	Unterstützende QM-Methoden in Innovationsprojekten			Kapitel 10
Schlussbetrachtung	Zusammenfassung	Ausblick		Kapitel 11

Abb. 1: Gesamtüberblick des Praxisleitfadens

Zur Klärung, welche Entwicklungsmethoden im Krankenhaus bei Neu-entwicklungen eingesetzt werden, folgten zwei nicht repräsentative, bun-desweite, empirische Untersuchungen im Krankenhausbereich (▶ **Kap. 4**). Die damit verbundenen Ergebnisse und deren Konsequenzen zeigen dies-bezüglichen Handlungsbedarf auf. Im Anschluss folgt die Darstellung der theoretischen Inhalte und des methodischen Prinzips der adaptierten Planungs- und Entwicklungsmethode »Quality Function Deployment«

15

(QFD). Die adaptierte QFD-Methode wird in aufeinander aufbauenden Schritten dargestellt und für eine direkte Anwendung in Projekten dargestellt. Zudem werden praktische Hinweise für weiterführende Methoden im zweiten Teil mitbeschrieben. Konsequenzen der QFD-Methode für den Krankenhausbereich bezüglich des klinischen Risikomanagements werden bearbeitet und erläutert. Dazu wird der theoretische Bezugsrahmen zum Risikomanagement aufgezeigt. In den folgenden Ausführungen wird die adaptierte QFD-Methode für Krankenhäuser unter der Einbeziehung eines dafür entwickelten Risiko-Cockpits in allen Schritten angewendet. Die Schritte der adaptieren QFD-Methode für Gesundheitseinrichtungen dienen als Praxisleitfaden für den Einsatz in Entwicklungsprojekten. In ▶ **Abb. 1** wird der Aufbau der Arbeit mit Kapitelbezug dargestellt:

16

1 Der theoretische Bezugsrahmen – Rahmenbedingungen im Krankenhaus

1.1 Darstellung der gegenwärtigen ökonomischen Rahmenbedingungen

Die in den letzten Jahren vollzogenen gesetzlichen Änderungen im Gesundheitswesen sind Ausdruck eines beispiellosen Paradigmenwechsels. Unter Beibehaltung der gesetzlichen Krankenversicherung galt es, durch die Einführung von Wettbewerb dem innovativen und kostenintensiven Gesundheitsmarkt wirtschaftspolitische Grenzen zu setzen. Die neuen das Gesundheitswesen betreffenden Gesetze, die zu mehr Wettbewerb gerade in der stationären Versorgung führten, zwangen die Krankenhäuser zu einer Spezialisierung ihres Angebots. So zum Beispiel der Aufbau von Comprehensive Care Centers für Spezialleistungen [Welz-Spiegel, 1996]. Während noch bis zum Jahr 1995 die Bettenauslastung und die Anzahl der Behandlungstage der entscheidende Gradmesser für die unternehmerische Steuerung der Kliniken waren, wurde durch die neuen Gesetze und Verordnungen der Übergang zu einem leistungsbezogenen Krankenhausentgeltsystem beschlossen und vollzogen. Früher regelte die Bundespflegesatzverordnung vom 26. September 1994 die Vergütung der Krankenhausleistungen. Hier war festgelegt, welche Krankenhauskosten pflegesatzfähig sind und wie Pflegesätze zwischen den Häusern und Kassen vorausschauend vereinbart wurden. Das GKV-Gesundheitsreformgesetz des Jahres 2000 änderte dieses System, führte die sektorale Budgetierung ein und weitete das Entgeltsystem zu Fallpauschalen, den deutschen Diagnosis Related Groups (kurz DRGs,

Diagnosebezogene Fallgruppen), aus. Außerdem schaffte das Reformgesetz die Grundlagen zu einer Verzahnung von ambulanter und stationärer Versorgung und stärkte die hausärztliche Behandlung. Im Krankenhaussektor wurde der Wettbewerb dadurch weiter verstärkt. Damit entstanden auch neue Problembereiche für die Krankenhäuser [Führing/ Gausmann, 2004]. 2010 wurde die Krankenhausvergütung landeseinheitlich angeglichen. Im Jahr 2013 greift das Pauschalsystem auch für die Psychiatrien und wird als weiterer Baustein der Umgestaltung unter der Prämisse »Gleicher Preis für gleiche Leistung« gesetzt. Im Vergleich zu anderen Dienstleistungsunternehmen unterliegen Krankenhäuser umfangreichen staatlichen Regulierungen. Politisch ist ein Krankenhaus von den Selbstverwaltungspartnern abhängig. Gemäß § 4 Krankenhausfinanzierungsgesetzes (KHG) unterliegen deutsche Krankenhäuser der dualen Finanzierung. Demnach erhalten die Krankenhäuser Investitionszuschüsse durch öffentliche Förderung, die durch die Bundesländer aufgebracht wird und leistungsgerechte Erlöse aus Pflegesätzen, die von den Versicherten bzw. deren Krankenkassen zu tragen sind. Die neuesten Gutachten [Rürup, 2008] zeigen eine Unterfinanzierung bei den Investitionsmitteln der Krankenhäuser auf. Mit dem ebenfalls aktuell vorliegenden Gutachten wird die Unterfinanzierung auch bei den Investitionsmitteln der Krankenhäuser dargelegt. Demnach haben die Länder den Krankenhäusern im Jahr 2006 nur noch 2,7 Milliarden Euro Investitionskosten bereitgestellt. Dies ist zum elften Mal in Folge ein Rückgang. Im Vergleich zu 1991 (3,6 Mrd. Euro) fuhren die Länder die Krankenhausfinanzierung um real (minus) 44,3 % zurück. Zusätzlich haben die Krankenhäuser die Lasten der unzureichenden Investitionsmittelausstattung der Länder zu tragen. Somit reichen die finanziellen Mittel kaum zur Kostendeckung, und das Ausrichten auf kundenorientierte Innovationen ist finanziell in den häufigsten Fällen eingeschränkt. Die Finanzierung von Neuentwicklungen muss außerhalb der bereitgestellten Budgets personell und operativ selbst geregelt werden. Anhand der aktuellen Qualitätsberichte der deutschen Krankenhäuser gehören Entwicklungsabteilungen und Marketingspezialisten derzeit nicht zu Aufbauorganisationen von Krankenhäusern. (Die aktuellen strukturierten Qualitätsberichte gemäß SGB V deutscher Krankenhäuser sind unter den jeweiligen Internetseiten der Krankenhäuser einzusehen.)

1.2 Konsequenzen im Krankenhauswettbewerb

Mit der Einführung des DRG-Systems in Krankenhäusern wurden Innovationen deutlich erschwert. Es ist im verweildauerunabhängigen DRG-System somit nicht mehr möglich, durch eine Verweildauerverlängerung erhöhte Kosten von Innovationen zu kompensieren. Qualitätskriterien beeinflussen zudem verstärkt auch die Krankenhausplanung. In der Landeskrankenhausplanung legen Kostenträger (Krankenkassen) und Leistungsanbieter (Krankenhäuser) den Versorgungsauftrag des Plankrankenhauses fest. Ziel der Planung ist eine bedarfsgerechte Versorgung der Bevölkerung mit leistungsfähigen Krankenhäusern. Mit der Einführung der Fallpauschalen und der Änderung zu einer monistischen Finanzierung der Krankenhäuser durch die Krankenkassen bestimmen zunehmend Qualitätskriterien die weitere Entwicklung, z.B. durch Fachprogramme und Strukturvorgaben der Länder. Die Krankenhäuser sind daher heute gezwungen, ihre Fixkosten zu minimieren, um wirtschaftlich zu handeln und auf dem Markt zu existieren. Zudem ist das kritische Qualitätsdenken der Patienten und damit verbunden die freie Krankenhauswahl in den letzten Jahren gestiegen. Bereits im Jahr 2000 weist Eichhorn auf Konsequenzen im Krankenhausbereich hin: »Wie bereits seit langem in der Industrie, wird in den 1990er Jahren im Gesundheitswesen Qualität als zukünftiger Wettbewerbsfaktor gesehen. Der in der freien Marktwirtschaft lange etablierte Qualitätswettbewerb repräsentiert zum Beispiel durch Gütesiegel und Qualitätsurteile, aber auch durch Garantie-Gewährung und Reklamationsmöglichkeiten sowie durch Werbung, greift mehr und mehr auch auf das Gesundheitswesen über. Die Aktivitäten zur Zertifizierung von Krankenhäusern und anderen Einrichtungen des Gesundheitswesens werden ebenfalls im Kontext der Überlebenssicherung im künftigen Wettbewerb dargestellt« [Eichhorn, 2000, S. 325]. »Vor diesem Hintergrund können sich Kliniken nicht mehr als reaktive Versorgungsunternehmen verstehen, sondern müssen sich verstärkt als proaktive Wirtschaftsunternehmen begreifen« [Bretschneider, 2007, S. 34]. In diesem Kontext gab es schon Mitte der 1990er Jahre Krankenhäuser, die sich nach einem industriellen Standard zertifizieren ließen. Gleichfalls gilt es, durch eine Umfeldanalyse die Rahmenbedingungen auszuloten, um das Unternehmen Krankenhaus mit seinen Angeboten und Dienstleistungen strategisch auszurichten und Beschränkungen sowie Chancen der Weiterentwicklung rechtzeitig erkennen zu können.

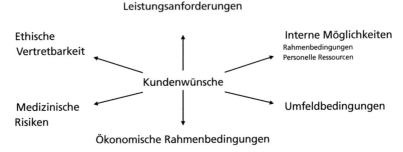

Abb. 2: Einflussfaktoren auf Entwicklungsprozesse im Gesundheitswesen

Die Richtung ist schon jetzt deutlich für die Krankenhäuser absehbar: Spezialisierung und Konzentration. Die Ergebnisse einer bundesweiten Studie in Krankenhäusern bilden die Situation zu Beginn des Veränderungsprozesses im Zusammenhang mit den geänderten Rahmenbedingungen der Krankenhäuser ab. Die Studienergebnisse zeigten einen hohen Handlungsbedarf bezogen auf die Leistungsprozesse, die organisatorischen Prozesse und Steuerungsmöglichkeiten im Kostenmanagement auf [Bohnet-Joschko, 2005a].»Die durch Änderung der gesetzlichen Rahmenbedingungen, (...), eingeleiteten Reformen des Gesundheitswesens setzten die Krankenhäuser unter erhöhten Wettbewerbsdruck. Dabei stehen die Anbieter von Gesundheitsdienstleistungen sowohl im ambulanten als auch im stationären Sektor in zunehmender Konkurrenz zueinander« [Bohnet-Joschko, 2005b, S. 1]. Zudem führt der zunehmende Wettbewerb unter den Krankenhäusern in Deutschland dazu, dass der Bedarf nach erfolgreich entwickelten Angeboten und Dienstleistungen stark gestiegen ist. Vermutlich hat jedes im Wettbewerb stehende Krankenhaus eine Wettbewerbsstrategie, bewusst oder unbewusst. Diese kann durch gezielte Planung oder aus den Aktivitäten der verschiedenen Fachbereiche hervorgegangen sein. Damit verbunden ist wiederum die Nachfrage nach den dafür geeigneten systematischen Prozessen. Ziel der Entwicklungsprozesse ist es, die vollständige Ausrichtung von Dienstleistungsangeboten auf den Kundennutzen und die Patientenwünsche bestmöglich zu erreichen. Ein entwickeltes Angebot ist vor allem dann erfolgreich, wenn die Patienten einen individuellen Nutzen für sich erkennen und das Krankenhaus im Wettbewerb zu anderen Krankenhäusern auswählen.

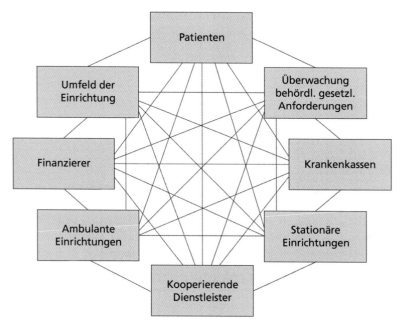

Abb. 3: Netzwerk der Kundenbeziehungen

Dieser Praxisleitfaden soll eine geeignete systematische Methode zur kundenorientierten Angebotsentwicklung für Krankenhäuser darstellen und zur Verfügung stellen.

21

2 Ausgangslage zu Innovationen und Differenzierungsmöglichkeiten im Krankenhaus

2.1 Handlungsbedarf und Ansätze für innovative Strategien im Krankenhaus

Anlass für notwendige Neuentwicklungen und Konzeptionen im Krankenhaus sind die aktuellen verstärkten Forderungen an das Krankenhausmanagement nach neuen patientenorientierten Angeboten, neuen Versorgungsmodellen und Versorgungskonzepten. Diese sind in den Auswirkungen der beschriebenen Folgen der Gesundheitsreform aus dem Jahr 2000 und den damit verbundenen Diskussionen in der Gesundheitspolitik begründet. Zudem werden in gesundheitspolitischen Diskussionen Rufe nach Patientenautonomie und Serviceorientierung der Dienstleistungen in den Gesundheitseinrichtungen immer lauter (s. hierzu die Veröffentlichungen und Foren aktueller Internetseiten der Krankenkassen). Dies geschieht insbesondere in Bereichen, in denen Patienten frei wählen und sich im Vorfeld einer Behandlung anhand eigener Qualitätskriterien das Krankenhaus aussuchen können. Das Qualitätsdenken der Patienten ist zunehmend kritischer und damit verbunden die freie Wahl und Entscheidungsfreiheit für Gesundheitsangebote und Behandlungen. Vor diesem Hintergrund können sich Einrichtungen nicht mehr als reaktive Versorgungsunternehmen verstehen, sondern müssen sich verstärkt als proaktive Wirtschaftsunternehmen am Markt repräsentieren. Die verschiedenen Qualitätskriterien und Leistungen der Krankenhäuser werden neuerdings auch auf der Kostenträgerseite durch die veröffentlichten gesetzlichen, strukturierten Qualitätsberichte der Krankenhäuser diskutiert und thematisiert. Damit wird die Fragestellung nach geeigneten Wettbewerbsstrategien für Krankenhäuser eröffnet. Der Ansatz nach Michael E. Porter bietet dazu eine Möglichkeit an. Hierzu unterscheidet Porter, Wirtschaftswissenschaftler und einer der führenden Managementtheoretiker, bereits 1985 zur Unternehmensführung drei generische Wettbewerbsstrategien: die Differenzierungsstrategie, die Kostenführerschaft und die Fokussierungsstrategie [Porter, 1983a]. Nur die Differenzierungsstrategie und die Fokussierung auf Schwerpunkte bringen aus seiner Sicht Wettbewerbsvorteile für Dienstleister. Porter gilt als einer der Begründer des strategischen Managements. Nach Porter liegt der wesentliche Inhalt des Begriffs »Wettbewerbsstrategie« in der Unterscheidung zwischen Zielen und Mitteln. Hierzu konkretisiert Porter drei Fragekomplexe zur Formulierung einer Wettbewerbsstrategie [Porter, 1983b]:

- Wie verhält sich das Unternehmen zurzeit?
- Was geschieht im Umfeld?
- Was sollte ein Unternehmen tun?

Er unterscheidet zwischen drei Strategietypen, die es unter Beachtung von fünf Wettbewerbskräften ermöglichen, eine profitable Wettbewerbsposition zu erreichen, und geht davon aus, dass nur eine einzelne Strategie so verfolgt werden kann, dass sie zu dem gewünschten Ergebnis führt. Der Hauptansatz von Porter wird in fünf Wettbewerbskräften [Porter, 2008a] dargestellt:

- neue Wettbewerber
- Verhandlungsmacht der Zulieferer
- Konkurrenzdruck durch vorhandene Wettbewerber
- Verhandlungsmacht der Käufer
- alternative Produkte oder Dienstleistungen

In Anlehnung an Porter werden in ► Abb. 4 die Triebkräfte des Krankenhauswettbewerbs dargestellt:

Wenn die Führungskräfte bezüglich ihres Unternehmens analysieren, von welchen Faktoren diese Kräfte beeinflusst werden, können sie diese positiv bei der Formulierung der Unternehmensstrategie berücksichtigen. Die fünf Wettbewerbskräfte gelten aus Porters Sicht für alle

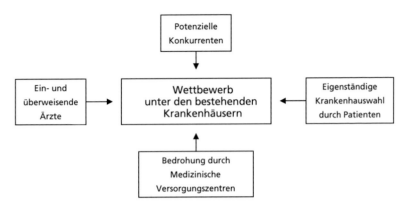

Abb. 4: Triebkräfte im Krankenhauswettbewerb

Branchen. Sie sind auf Produkte und Dienstleistungen anwendbar, unabhängig davon, ob die Branche reguliert oder nicht reguliert wird. Der Staat soll hierbei nicht als weitere Wettbewerbskraft betrachtet werden. Manager sollten bezüglich ihres Unternehmens untersuchen, wie sich bestimmte Regulierungen auf die fünf einzelnen Wettbewerbskräfte auswirken. Unternehmen können die Branchenstruktur verändern, indem sie die Wettbewerbskräfte beeinflussen. Porter beschreibt hierzu zwei Möglichkeiten: zunächst den Anteil an den Profiten erhöhen, die sonst an Zulieferer, Käufer und Unterauftragnehmer fließen. Dies geschieht beispielsweise dadurch, dass sie Spezifikationen standardisieren. Die zweite und präferierte Strategie sieht Porter darin, die Qualität der angebotenen Güter zu steigern und so den gemeinsam erzeugten Wert in der Branche zu vergrößern.

Nach Porter sind diejenigen Unternehmen erfolgreich, die dazu beitragen, den Anteil zu vergrößern und überproportional von dem Wachstum profitieren. Das Modell von Porter ist in einigen Publikationen mit Bezug auf Krankenhäuser überprüft worden. In vielen Fällen wird der Ansatz als nützlich erachtet, insbesondere aufgrund der Deutlichkeit, mit der er die wesentlichen Aspekte des Strategieprozesses darstellt. In seinen Ausführungen befürwortet Porter die Notwendigkeit, den Wettbewerb auf dem Gesundheitsmarkt im Vergleich zur Industrie anders zu definieren und anders zu bearbeiten. In Deutschland werden Kranken-

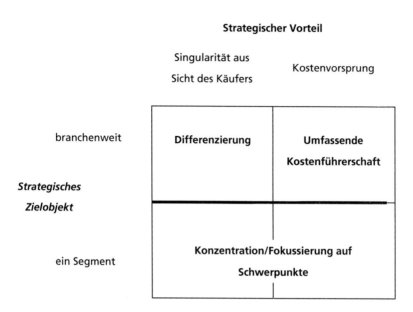

Abb. 5: Drei generische Strategien [Porter, 2008b]

häuser nach ihrer Trägerschaft in öffentliche, freigemeinnützige oder privat-kommerzielle Einrichtungen eingeteilt. Die Krankenhausträger verfolgen sehr unterschiedliche, aber immer trägerspezifische Zukunftsstrategien auf dem Markt [Franke, 2007]. Dabei fokussieren sie sich auf folgende sechs erfolgsrelevante Zielgruppen: Einweiser, Patienten, Förderer, Krankenkassen, Gemeinde und Mitarbeiter des Krankenhauses.

2.2 Wettbewerbsveränderungen im Krankenhausmarkt

Der Kunde Patient kann sich in der Regel sein Krankenhaus zur Behandlung auswählen. Dazu kann er sich im Internet nicht nur über die verschiedenen Behandlungsmöglichkeiten, sondern auch über das Ranking der Krankenhäuser informieren. Zudem ist das kritische Qualitätsdenken der Patienten und damit verbunden die freie Krankenhauswahl in den letzten Jahren gestiegen.

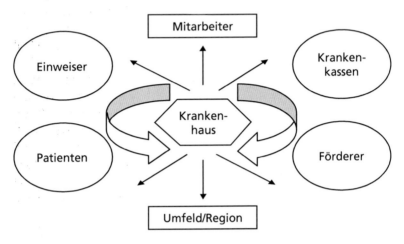

Abb. 6: Die erfolgsrelevanten Zielgruppen des Krankenhausmarketings

»Vor diesem Hintergrund können sich Kliniken nicht mehr als reaktive Versorgungsunternehmen verstehen, sondern müssen sich verstärkt als proaktive Wirtschaftsunternehmen begreifen« [Bohnet-Joschko, 2007, S. 34]. Gesundheitsanbieter sind daher gut beraten, transparent über ihre Angebote, ihr Leistungsspektrum und ihre Schwerpunkte zu informieren. Transparenz, Aussagefähigkeit und Vergleichbarkeit sollen zudem das DRG-System in Krankenhäuser und die verpflichtenden strukturierten Qualitätsberichte aufzeigen. Zusätzlich sollen Zertifikate und Gütesiegel die Qualität der Einrichtung dokumentieren. Das Krankenhaus sollte sich daher über seine überragenden Leistungsmerkmale, Angebote, Behandlungskonzepte bewusst werden und diese verstärken und ausbauen.

Politisch ist ein Krankenhaus von den Selbstverwaltungspartnern abhängig. Mit der Verpflichtung der Einführung des DRG-Systems in Krankenhäusern wurden Innovationen deutlich erschwert. Es ist im verweildauerunabhängigen DRG-System nicht mehr möglich, durch eine Verweildauerverlängerung erhöhte Kosten von Innovationen zu kompensieren.

Aufgrund der externen Rahmenbedingungen ist bei der Umsetzung eines strategisch ausgewogenen Produktportfolios die Beachtung folgender Punkte unabdingbar:

- Analyse des eigenen Leistungsportfolios
- Stärken-/Schwächen-Analyse
- Konkurrentenanalyse
- Trendanalyse des Marktes (Kundennachfrage, demografische Entwicklung, technische Entwicklung).

Daher sollten sich die Anbieter in diesem Zusammenhang Leistungsschwerpunkte setzen, diese weiterentwickeln und in den damit verbundenen Angeboten bestmögliche Qualität erbringen. Hierbei bieten die Öffnung des ambulanten Marktes für die Kliniken sowie die geschaffenen Möglichkeiten neuer Versorgungskonzepte zur Rundumversorgung in speziellen Leistungsbereichen große Entwicklungspotenziale. Daher wird es im Krankenhausbereich immer wichtiger, Angebote und Dienstleistungsprogramme weiterzuentwickeln oder neu zu etablieren, die sich auf die Kundenwünsche ausrichten.

So ist beispielsweise die Kundenzufriedenheit in der Geburtshilfe und damit verknüpft die Kundenbindung ein wichtiges Instrument, um sich der wachsenden Wettbewerbssituation in diesem Marktsegment der Frauenheilkunde zu stellen. Durch die Anziehung von Patientenströmen werden die Geburtenzahl für das Krankenhaus und somit auch die Auslastung sowie die Umsätze erhöht. Die Krankenhausverantwortlichen sind daher aus wirtschaftlichen Gründen gefordert, die Wünsche des Kunden zu erfassen und zu analysieren.

2.3 Marketingsituation im Krankenhausbereich

Marketing wird als Teil der Betriebswirtschaftslehre gesehen. Es dient in diesem Zusammenhang der marktorientierten Führung eines Unternehmens. Zum anderen sind Marketingaktivitäten diejenigen, die sich um den gesamten Absatz- und Beschaffungsmarkt bemühen [Wöhe, 2010]. Den Marketingverantwortlichen in Unternehmen kommt eine zentrale Funktion zu. Sie müssen im Marketing-Management-Prozess die Aspekte der Verkaufsmöglichkeiten von Produkten einerseits berücksichtigen und sich andererseits auf die Kunden und deren Bedürfnisse einstellen. Diese Orientierung am Markt muss von den Marketingverantwortlichen in Maßnahmen umgesetzt und gesteuert werden. Wie schon eingangs erwähnt ist im deutschen Krankenhausbereich aufgrund der veränderten Finanzierungsstruktur ein aktiver Wettbewerb um Patienten und Interessenten für Dienstleistungen ausgelöst worden. Nur wer den ständigen Wandel in seiner Kultur bewusst akzeptiert und daraus intelligente Handlungen ableitet, hat Chancen als Sieger im Wettbewerb zu überleben. Gesundheitseinrichtungen müssen heute Marketingmethoden und Verfahren einsetzen, die sicherstellen, dass sie am Kundenwunsch orientiert ihre Dienstleistungen und Angebote entwickeln und planen. Eine Entwicklung ist vor allem dann erfolgreich, wenn die Patienten, die Kunden, einen individuellen Nutzen für sich erkennen und Dienstleistungen als Behandlung auswählen. Diese Kundenorientierung wird in den Forderungen an ein einrichtungsinternes Qualitätsmanagementsystem vom Gesetzgeber gefordert. Kunde sind in diesem Fall auch die Kostenträger und Finanzierer (Gesetzliche Verpflichtungen der Krankenhäuser, einrichtungsintern ein Qualitätsmanagementsystem einzuführen und weiterzuentwickeln. Siehe dazu: §§135 a-137 Sozialgesetzbuch SGB V Absatz 2 dazu: http://¬ www.bmg.bund.de).

Für ein erfolgreiches Marketing kommt es darauf an, dass die einzelnen Marketinginstrumente inhaltlich, quantitativ und zeitlich aufeinander abgestimmt werden. Die damit angesprochene Kombination der

Instrumente nennt man Marketing-Mix. Hierzu zählen folgende Aktivitäten:

- Produktpolitik
- Preispolitik
- Distributionspolitik
- Kommunikationspolitik

Im modernen Qualitätsmanagement muss ein internes Qualitätsmanagement mit dem Ansatz der Organisationsentwicklung und der kontinuierlichen Verbesserung eingeführt werden. Die Kundenorientierung wird von verschiedenen QM-Modellen zentral eingefordert. Dies wird beispielsweise in der DIN ISO 9001 gefordert. Hierin wird gefragt: Wie werden Kundenbedürfnisse einbezogen? Wie wird Kundenorientierung gelebt und wie werden die Rückmeldungen der Dienstleistungsempfänger in die Weiterentwicklung des Qualitätsmanagements einbezogen? Eine methodische Unterstützung in diesem Prozess der Kundenfokussierung bietet die Quality Function Deployment-Methode (QFD). Sie entspringt dem umfassenden Qualitätsmanagement-Ansatz (TQM). Zentrale Denkanschauung des TQM-Konzepts ist dabei die Kundenorientierung, die sowohl unternehmensintern als auch unternehmensextern zu interpretieren ist. Der Kunde definiert über seine Bedürfnisse die zu erzielende Qualität, wobei aus seiner Sicht insbesondere die Produkt- und Servicequalität von entscheidender Bedeutung sind. Dem QFD kommt hierbei die Aufgabe zu, über eine Folge von Verfahrensschritten, die Qualitätseinschätzungen der Kunden gezielt in Produkt-/Dienstleistungseigenschaften und diese wiederum in bestimmte Anforderungen an Angebotsentwicklung zu übertragen. Ein Unternehmen, in dem der Qualitätsgedanke nicht ernsthaft praktiziert wird, würde bei der Einführung von QFD vermutlich scheitern. Wenn Qualität ein wesentlicher Bestandteil der Unternehmensphilosophie ist, wird die Anwendung von QFD zu einem praktizierten Verbesserungsprozess im Qualitätsmanagement führen. QFD kann ein umfassendes Qualitätsmanagement unterstützen, aber nicht eine Bewusstseinsänderung herbeiführen, wenn nicht zumindest ein Ansatz zum Paradigmenwechsel vorhanden ist.

QFD als Qualitätsentwicklungssystem fragt demgegenüber nach den Patientenanforderungen und bindet das Management in den Prozess der Patienten-/Kundenorientierung im weitesten Sinne ein.

Dazu ist eine für Entwicklungsarbeit offene, marktorientierte Unternehmensführung mit strategischer und operativer Marketingplanung erforderlich. Anhand der eingesehenen Qualitätsberichte (Veröffentlichungen der gesetzlichen Qualitätsberichte gemäß SGB V) im Krankenhausbereich der Grund- und Regelversorgung konnte nachvollzogen werden, dass Marketingaktivitäten vielfach nicht über eigene Stabsstellen eigenständig begleitet werden. Es ist davon auszugehen, dass Marketingaktivitäten wesentlich über die Krankenhausleitung bestimmt und mittels Projektarbeit »mitgemacht« werden. In den Systemteilen der veröffentlichen Qualitätsberichte werden immer wieder Qualitätsentwicklungsprojekte des internen Qualitätsmanagements aufgezeigt. Klassische Marketingabteilungen gibt es eher in Krankenhausverbünden oder in Krankenhäusern der Maximalversorgung. In den Krankenhäusern der Regelversorgung werden Marketingentwicklungen meist über das betriebliche Qualitätsmanagement mit abgewickelt (Einzusehen in den QS-Reporten über die Strukturdaten der Krankenhäuser).

2.4 Entwicklung von Produkten in der Industrie

Die kontinuierliche Zunahme des Wettbewerbs in allen Branchen erfordert die Verringerung der Kosten, eine Minimierung der benötigten Entwicklungszeit und die Erstellung von qualitativ hochwertigen Produkten, dies möglichst im Sinne der Erfüllung der expliziten und impliziten Kundenanforderungen. Zeitgleich ist sowohl ein Anstieg der Produktkomplexität als auch der Anzahl der Produkte durch das Bestreben der Individualisierung beobachtbar. Da die Kundenanforderungen und der Markt einem stetigen Wandel unterliegen, ist eine Zusammenarbeit zwischen unterschiedlichen ingenieurwissenschaftlicher Disziplinen erforderlich. Der Produktentstehungsprozess in der Industriebranche setzt die Eignung von Aufgabenstellung und deren ausreichend detaillierte Formulierung in einer Anforderungsliste voraus. Diese ist von entscheidender Bedeutung für die Effektivität der Folgephasen des Produktentstehungsprozesses. Die Anforderungen und Randbedingungen aus Kunden- und Unternehmenssicht werden in geeigneter Weise vor Beginn der Entwicklungstätigkeit formuliert und festgehalten. Sie dienen als wesentliche Grundlage des Produktentstehungsprozesses [DGQ-Band 13–52, 2011].

Der gesamte Prozess der praktischen Produktentwicklung ist ein komplexer Vorgang. In der ersten Phase erfolgt ausgehend vom Markt (Kunde, Wettbewerber und Produzent) die Definition der geforderten Produktfunktionen. Alle Produktfunktionen ermöglichen die Gestaltung eines Produktprofils. Diese Informationen sind Basis für die anschließende Ideenfindungs- und Konzeptphase. Nach der konstruktiven Detaillierung erfolgt die Produktvalidierung im Experiment. Die Produktionsumsetzung und die Produktfertigung schließen sich als Konsequenz eines erfolgreichen Produkttests an. Nach der Produktnutzung durch den Kunden wird das Ende des Produktlebenszyklus durch die Phase des Produktrecyclings eingeleitet. Die Produktrevitalisierung ermöglicht letztendlich das Schaffen erneuter Produktattraktivität für den Markt. Der Prozess wird in seiner Komplexität und durch die vielfältigen Wechselwirkungen vieler funktionaler Bereiche zusätzlich gesteigert.

2.5 Der praktische Prozess der Produktentwicklung in der Industriebranche

Der praktische Produktentwicklungsprozess beginnt mit der Entwicklung von Produktideen und endet mit der Einführung eines neuen Produkts auf dem Markt. Hier unterscheidet die Literatur zwischen sieben verschiedenen Phasen:

1. Ideenentwicklungsphase
2. Prüfphase
3. Konzeptentwicklungsphase
4. Strategieentwicklungsphase
5. Phase der physischen Produktentwicklung
6. Testphase
7. Produkteinführungsphase

Die zentrale Frage in diesem Zusammenhang lautet: Mit welchen Produkten und Dienstleistungen können wir heute und morgen am Markt erfolgreich sein und wie lassen sich diese effizient realisieren? Hierauf versucht jedes Unternehmen vorausschauend eine praktikable Antwort zu finden. Alle Fachkompetenzen eines Unternehmens werden hierbei benötigt und einbezogen. Nur durch eine enge Zusammenarbeit aller am Produktentstehungsprozess beteiligten Mitarbeiter und Führungskräfte können gute Ideen in marktfähige Produkte und Dienstleistungen umgesetzt werden. Alle wichtigen Entwicklungs- und Managementaufgaben werden in der Produktentwicklung benötigt. Von besonderer Wichtigkeit sind die klaren Markt- und Technologiestrategien, die Identifizierung und Ausarbeitung Erfolg versprechender Produktideen und die Schaffung der notwendigen Ressourcen und Prozesse für die Realisierung und den Absatz des Produkts. Aus allen Existenzphasen des Produktlebenszyklus ergeben sich Anforderungen an das zu entwickelnde Produkt. Konkret bedeutet dies, dass ein industrielles Produkt nicht nur eine möglichst effiziente Funktionserfüllung aus technischer Sicht gewährleisten soll, sondern dass das Produkt einfach zu warten, zu entsorgen bzw. zu recyceln ist und vor allem den Verwendungsvorstellungen des Kunden entspricht. Da jedoch ein Produkt erst entwickelt und produziert werden muss, bevor es genutzt und entsorgt werden kann, muss eine Vorgehensweise für die Produktentwicklung gefunden werden, die möglichst alle Anforderungen aus dem Produktlebenszyklus vollständig berücksichtigt. In der Literatur existieren verschiedene Vorgehensweisen zur Produktentwicklung.

Die Bereitstellung, Anwendung, Bewertung und Spezifizierung (Klassifizierung) von Strategien und Methoden zur Definition von Produktideen, aber auch deren konkrete Umsetzung in marktgerechte Produkte, sind zentrale Ziele der Methoden in der Produktentwicklung. Es wird die hierzu notwendige umfassende Unterstützung des Produktentstehungsprozesses angestrebt. Durch den Ansatz der umfassenden Betrachtung haben die Anforderungen an die Leistungsfähigkeit der Methoden stark zugenommen. Dies führte häufig dazu, dass die entstandenen Werkzeuge sehr komplex in ihrer Handhabung wurden. Die Produktentwicklung findet zwischen Forschung und Marktforschung statt. Forschung liefert neue Möglichkeiten, Marktforschung neue Kundenanforderungen. Aufgabe der Produktentwicklung ist es, produktions- und marktreife Produkte so zu definieren, dass das Unternehmen mit ihnen maximalen Ertrag erwirtschaften kann. Hierbei spielen die Faktoren Zeit, Kosten, Kunden und Konkurrenz die entscheidende Rolle [Dippe, 2008a]. In der betrieblichen Praxis der Industrie werden nach Pfeiffer immer wieder Schwierigkeiten, vor allem bei der Gestaltung der Schnittstellen, zwischen Marketing und Produktentwicklung beschrieben [Pfeiffer, 1996]. Der Produktentwicklungsprozess ist ein komplexes Geschehen, das durch den Einsatz verschiedener Vorgehensmodelle gesteuert wird. Beispielhaft sei hier das Münchner Vorgehensmodell genannt [Ehrlenspiel, 2005]. Während das Marketing den Markt und die Bedürfnisse des Marktes kennt, verfügt die Produktentwicklung primär über technisches Wissen. Ebenso finden sich Unterschiede in der Zielsetzung. Das Marketing in erwerbswirtschaftlichen Unternehmen verfolgt ökonomische Ziele, z. B. die Maximierung des Gewinns; die Produktentwicklung versucht hingegen, die technischen Eigenschaften stetig zu verbessern. Schon sehr früh zeigten Forschungsergebnisse eine gemeinsame Zielsetzung aller Marketingansätze [Call, 1997]. Diese liegen nach Call in der Entwicklung von erfolgreichen Produkten bzw. Dienstleistungsangeboten. Hierfür sind folgende Erfolgsfaktoren zu nennen:

- Schaffung eines überlegenen Produktes/Angebots, das dem Kunden einen einzigartigen Nutzen bringt,
- Marketingsynergie und Marktattraktivität,

- die Abgrenzung des relevanten Gesamtmarktes sowie eine darauf basierende Marktsegmentierung,
- die Charakterisierung relevanter Wettbewerber,
- die zu verfolgende Markteinführungsstrategie, festgelegt durch die angestrebte Produktpositionierung, ein darauf abgestimmter Marketing-Mix sowie den anvisierten Markteintrittszeitpunkt [Call, 1997].

Zusammenfassend lässt sich feststellen, dass der Produktentstehungsprozess nicht durch einfache sequenzielle Modelle beschrieben werden kann. Es bestehen im Gesamtprozess viele logische Verknüpfungen der einzelnen Prozessschritte, die jedoch nicht zeitlich in eine feste Reihenfolge zu bringen sind. Die chronologische Gestaltung ist stark von der individuellen Situation im Unternehmen und dessen Möglichkeiten abhängig. Zeitparallele Phasenumsetzungen (»Simultaneous Engineering«) sind beispielsweise bei einer Integration von Zulieferunternehmen oder Kooperationspartnern in den Produktentstehungsprozess möglich und erlauben deutliche Zeitersparnisse in der Produktumsetzung.

Die Entwicklung innovativer, überlegener Produkte ist stark mit der Kenntnis der Markt- und Kundenbedürfnisse, deren Informationsgewinnung sowie mit der Kenntnis der heutigen und zukünftigen Technologien und Fertigungsverfahren gekoppelt. Die Schwierigkeit, innovative Produkte/Angebote zu konzipieren, besteht darin, insbesondere die latenten und zukünftigen Bedürfnisse zu erkennen, zu ermitteln und auszuwerten.

2.6 Ausgangslage der Produktentwicklung im industriellen Umfeld und im produzierenden Gewerbe

Um sich Zugang zu neuen Märkten, Ressourcen und Kompetenzen zu sichern und neue Kooperationspartner zu erschließen, müssen Unternehmen im Wettbewerb bedarfsgerechte Leistungen anbieten. Hier handelt es sich um ein branchenübergreifendes Phänomen. Jedes Unternehmen muss versuchen, mit seinen Produkten und Angeboten auf der Höhe des marktüblichen Fortschritts zu bleiben. Im Rahmen der dazu erforderlichen innerbetrieblichen Forschung und Entwicklung kommt es zu Produktinnovation oder Produktvariation bzw. Produkteliminierung [30]. Als Produkte werden nicht nur Sachgüter, sondern auch Dienstleistungen verstanden, die ein Unternehmen auf den Markt bringt. Wie andere Wirtschaftsgüter lassen sich auch Dienstleistungen in die Gütersystematik einordnen.

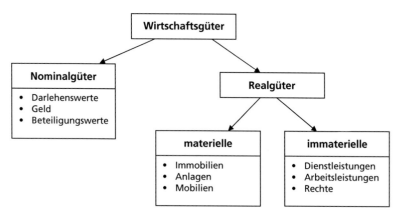

Abb. 7: Gütersystematik in Anlehnung an Maleri [1994, S. 50]

Dabei erfolgt die Abgrenzung zwischen Sach- und Dienstleistung zunächst über die Immaterialität der Dienstleistung. Zudem sind sie nicht lagerfähig, nicht transportierfähig und nicht übertragbar. Im Zusammenhang mit der Klärung des Begriffs »Dienstleistung« formuliert Berekoven die folgende Definition: »Dienstleistungen im engsten Sinne sind der Bedarfsdeckung Dritter dienende materielle und/oder geistige Prozesse, deren Vollzug und deren Nutzung einen (zeitlich und räumlichen) synchronen Kontakt zwischen Leistungsgeber und Leistungsnehmer (...) technisch bedingen und von der Bedarfsdeckung her erfordern« [1974, S. 29].

35

2.7 Phasen und Vorgehensmodelle der Produktentwicklung in der industriellen Branche

In ▶ **Abb.** 8 wird der gesamte Produktlebenszyklus eines Produkts mit seinen Phasen dargestellt. Ein wesentlicher Bestandteil einer Produktneuentwicklung (PLC) ist der eigentliche Produktentstehungsprozess (PEP) [DGQ-Band 13–52, 2011]. Dieser wird vor allem im Zusammenhang mit der Entwicklungsplanung realisiert und zeigt die Abhängigkeit dieser Phase während der Gesamtentwicklung auf.

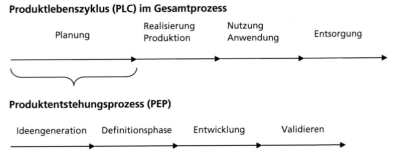

Abb. 8: Zusammenhänge im Produktlebenszyklus

Die Entwicklungsprozesse von Produkten sind im industriellen Umfeld und im produzierenden Gewerbe sehr komplex und müssen gezielt gesteuert werden. Dies bedingt eine strukturierte Vorgehensweise, die in den phasenbezogenen Produktlebenszyklus eingebunden ist. Als Produktentwicklungsprozess werden alle Phasen der Produktentstehung, vom Produktentstehungsprozess (PEP) über Fertigung und Herstellung des Produkts und die anschließende Verwendung durch den Verbraucher bis zur Entsorgung zusammenfassend betrachtet [Dippe, 2008b]. Der praktische Produktentwicklungsprozess eines Unternehmens beginnt mit der Entwicklung von Produktideen und endet mit der Einführung eines neuen Produkts auf dem Markt.

Zusammenfassend lässt sich feststellen, dass der Produktentstehungsprozess nicht durch einfache sequenzielle Modelle beschrieben werden kann. Die chronologische Gestaltung ist stark von der individuellen Situation im Unternehmen und dessen Möglichkeiten abhängig. Die Prozesse im Produktlebenslauf müssen gewährleisten, dass alle Einzelphasen der Produktentstehung aufeinander abgestimmt und miteinander vernetzt werden. In der Industrie wird hierfür der Ansatz des Simultaneous Engineering zur Unterstützung angewendet. Es geht hierbei darum, die permanente Optimierung der Prozessabläufe hinsichtlich der zeitlichen, produktspezifischen und qualitativen Aspekte anzustreben [Ehrenspiel, 2005b]. Diese Zusammenarbeit in einem Entwicklungsprozess im Sinne des Produktentstehungsprozesses (PEP) ist entsprechend meinen Untersuchungen im Krankenhausbereich derzeit noch nicht gegeben. Der Entwicklungsprozess in der Automobilbranche und in der Industrie wird in seiner Komplexität durch die vielfältigen Wechselwirkungen vieler funktionaler Bereiche zusätzlich gesteigert. Als Leitfaden und methodische Anleitung werden neben Richtlinien (z. B. die Richtlinie des Verbands der deutschen Ingenieure für die Entwicklung und Konstruktion: VDI 2221) auch Vorgehensmodelle als grundsätzliche Rahmen im Entwicklungsprozess eingesetzt. Diese Muster sind für eine Vielzahl von Entwicklungssituationen erstellt worden und unterstützen den Entwicklungsprozess. Der Produktentwicklungsprozess ist ein komplexes Geschehen, das durch den Einsatz verschiedener Vorgehensmodelle gesteuert wird [Dippe, 2008]. Beispielhaft wird hier auf das Münchner Vorgehensmodell eingegangen. Das Münchner Vorgehensmodell setzt in gegenseitiger Abhängigkeit aufeinander aufbauende Arbeitsmethoden in der Produktentwicklung ein. Es gibt die Schritte der Klärung des Methodeneinsatzes, der Methodenauswahl, -anpassung und -anwendung systematisch vor. Das Vorgehensmodell leitet nach der Ziel-/Problemklärung die Lösungsalternativen ab. Nach dieser Generierung erfolgt zur Verminderung von Risiken das regelmäßige Absichern von Entscheidungen in Zwischenschritten [Lindemann, 2007].

Diese systematische Absicherung, Steuerung und Anleitung in Entwicklungsprozessen könnten als Vorgehen für Krankenhausentwicklungen von Interesse sein.

2.8 Methoden der praktischen Dienstleistungsentwicklung im Krankenhaus

Das besondere Merkmal einer Dienstleistung ist die direkte unmittelbare Beteiligung von Menschen an der Erbringung. Daher sind Dienstleistungen immer individuell erbracht und im Prozess einmalig. Ob eine Dienstleistung gut oder schlecht erbracht wird, ist abhängig von menschlichen Faktoren, somit von der Person, die sie erbringt, also im Krankenhaus das eingesetzte Personal. Die Klärung der Fragestellung nach Methoden der interdisziplinären Dienstleistungsentwicklung im Krankenhaus führte zu folgenden Erkenntnissen: Das Fallpauschalenänderungsgesetz (FPÄndG) bestimmt seit dem Jahr 2004 die Vergütung der Krankenhäuser im Rahmen des diagnosebezogenen Fallpauschalensystems (DRG-System). In diesem System werden die Patienten nach ihrer Diagnose in diagnosebezogenen Fallgruppen (DRG) klassifiziert. Die festgestellten DRGs werden von Krankenhäusern an die Krankenkassen gemeldet und für jede DRG bekommen sie einen Pauschalpreis. Dadurch strebt der Gesetzgeber mehr Wirtschaftlichkeit, Transparenz, Wettbewerb und Qualität in der Patientenversorgung an. In der Literatur wird den Krankenhäusern empfohlen, sich frühzeitig auf dem Gesundheitsmarkt mit krankenhausindividuellen Leistungsangeboten zu positionieren, um den zunehmenden Wettbewerb zu bewältigen. Wie und mit welchen Methoden die Positionierung stattfinden soll oder kann, ist nicht ausgeführt. Nachweisen lassen sich Grundsatzempfehlungen zur strategischen Neupositionierung im Kontext der DRG-Einführung. Hierbei werden jedoch keine Entwicklungsmethoden angegeben. Methoden der Wettbewerbs- und Standortanalyse sollten genutzt und Chancen und Risiken gegeneinander abgewogen werden [Hensen, 2003]. Einen Hinweis auf die Frage, wie neue Behandlungsangebote in deutschen Krankenhäusern entwickelt werden, könnte die Studie »Krankenhaus Trend 2009« von Steria Mummert Consulting in Zusammenarbeit mit dem kma-online geben. Laut dieser Studie sieht die Spitze der Themen, die die Krankenhausführung beschäftigen wird, wie folgt aus:

- Personalmanagement 74 %
- ambulante Behandlung 73 %
- Marketing und Kundenbindung 71 %
- Kooperationen/Fusionen 66 %
- neue Geschäftsfelder 61 %
- Informationstechnologie 58 %

Es fand keine Befragung über die Methoden, die Krankenhäuser bei der Kostensenkung und Entwicklung neuer Geschäftsfelder anwenden, statt. Daraus könnte geschlossen werden, dass keine einheitlichen und systematischen Methoden in den Krankenhäusern angewandt werden.

Dahingehend existieren im weltweiten Kontext im Pflegebereich verschiedene Methoden und Prinzipien der pflegerischen Entwicklung und Professionalisierung [Notter, 1991]. Hierbei werden vor allem Verfahren der Planung und Erbringung der pflegerischen Versorgung kranker Menschen und Hilfsbedürftiger entwickelt und angepasst. Der Patient bzw. der Hilfsbedürftige steht im Zentrum des Bemühens. Es wird angestrebt, die persönlichen Ressourcen und Fähigkeiten des Pflegebedürftigen und den konkreten Hilfebedarf in den pflegerischen Betreuungsprozess als Grundlage einzubinden.

In der Gesundheitswissenschaft lässt sich in diesem Zusammenhang mit der Dienstleistungserbringung die Fokussierung auf Kundenorientierung im Sinne des Kano-Ansatzes (der Kano-Ansatz fokussiert die verschiedenen Grundsätze der Kundenorientierung und wird in ▶ Kap. 7 erläutert) bestätigen. Die Pflege am Menschen steht im Zentrum aller Entwicklungen.

Die Einbeziehung von Praktikern in interdisziplinäre Entwicklungsteams sind wertvolle Grundvoraussetzungen für die erfolgreiche Entwicklungsarbeit von Dienstleistungen im Krankenhaus. In der Praxis stehen bewährte Methoden für die Entwicklungsarbeit in der Pflegepraxis zur Verfügung. Exemplarisch werden zwei methodische Ansätze vorgestellt. Im Bereich der Pflege existiert beispielsweise das Konzept des Nursing Development Unit (NDU) [Schiereck, 1999], das sich die patientenorientierte professionelle Pflegeentwicklung als Ziel gesetzt hat. Das Konzept der NDUs wurde in Großbritannien entwickelt und erstmals in den frühen 1970er Jahren durch Friedson in die Professionalisierungsdiskussion der Pflege eingebracht. Das Hauptanliegen ist, die pflegerische Praxis kontinuierlich und systematisch weiterzuentwickeln und die Professionalisierung der Pflege voranzutreiben. Es soll eine Verbindung zwischen der Pflegepraxis und der wissenschaftlichen Arbeit hergestellt werden. Durch die praktische Anwendung werden die Bedürfnisse der Patienten/Klienten im Sinne des Kano-Modells in die Planung und Durchführung der pflegerischen Leistungen grundlegend einbezogen. Damit lassen sich auch in der Pflegepraxis ideale Grundvoraussetzungen zur kundenorientierten Angebotsentwicklung für Dienstleistungen im Krankenhaus finden.

Eine weitere Möglichkeit der Evaluation von pflegerischen Dienstleistungsprozessen besteht in der praktischen Etablierung des Arbeitsprinzips des Advanced Nursing Practice (ANP) [Spirig, 2004]. Seinen Ursprung hat ANP in den USA. Bereits in den 1960er Jahren des vorigen Jahrhunderts wurden Pflegende durch Universitätskurse für eine Aufgabenerweiterung im Sinne der Spezialisierung von Versorgungsprozessen vorbereitet. Seit dieser Zeit schreitet diese Entwicklung fort und bis heute haben sich in den USA und anderen Ländern zahlreiche »advanced roles« entwickelt und so zu einer weiteren Verbreiterung dieses Prinzips geführt [Behrens, 2006]. Das Konzept ist an strukturelle Voraussetzungen gebunden, die in Deutschland nur teilweise vorhanden sind. Im Rahmen des Bologna-Prozesses werden zurzeit an vielen Fachhochschulen und Universitäten grundständige, generalistische Pflegestudiengänge etabliert. Es bleibt abzuwarten, ob diese Absolventen für die Etablierung des Advanced Nursing Ansatzes einen weiteren und langfristigen Beitrag für die Pflegepraxis leisten werden.

2.9 Bezug der Produktentwicklung zum Qualitätsmanagement

In der Literatur wird die Aufgabe des Qualitätsmanagements in Industrieunternehmen dahingehend beschrieben, sich in Entwicklungsprozesse einzubringen und hier für Qualitätsstandards zu sorgen. Zur Erfüllung der Kundenanforderungen werden ausreichende Maßnahmen in allen Phasen der Dienstleistungsentwicklung festgelegt. Hierbei übernimmt das Qualitätsmanagement eine zentrale Rolle. Unter dem Begriff »Qualitätsplanung« werden in der Produktionsplanung hierfür spezielle QM-Methoden eingesetzt. Gemäß Seghezzi gehört zur konzeptionellen Qualitätsplanung das »Erfassen der Bedürfnisse, deren Umsetzung in neue oder verbesserte Leistungen, sowie die Gestaltung der Qualität der Prozesse, die zur Erstellung der Leistung erforderlich sind« [1994, S. 19]. Diese Aufgaben sind interdisziplinär zu lösen und stellen eine wichtige Funktion im Unternehmen dar. Demnach gilt es, für den Kunden einen tatsächlichen Nutzen in Angeboten oder Produkten zu entwickeln. Um einen Entwicklungsprozess auf die Bedürfnisse der Kunden auszurichten, sind die Kenntnisse darüber und die konkrete Interpretation der Kundenwünsche erforderlich. Grundsätzlich ist das Vorgehen in Entwicklungsprozessen im Rahmen des Qualitätsmanagements als Anforderungen in den deutschen Industrienormen festgelegt [Pfitzinger, 2009]. Verfeinert werden diese in branchenbezogenen und weiterführenden Normen bis zu den einzelnen produktspezifischen Anforderungen, die aus gesetzlichen Vorschriften stammen z. B. TS 16949 [DIN, 2002]. Für alle Phasen der Produkt- bzw. Dienstleistungsentwicklung werden ausreichende Maßnahmen zur Erfüllung der Kundenanforderungen festgelegt. Hierbei übernimmt das Qualitätsmanagement eine zentrale Rolle. In der Produktionsplanung werden hierfür spezielle QM-Methoden eingesetzt.

2.10 Umgang mit Kundenwünschen in der Industrie

In der Industrie gibt es für die Produkt- und Dienstleistungsentwicklung eigene Abteilungen und Verantwortliche. Hier arbeiten die Bereiche Marketing und Entwicklung, Qualitätsmanagement, Kundendienst, Vertrieb, Einkauf und Produktion gemeinsam an einem Entwicklungsprozess. Sie überlegen im Rahmen ihrer Verantwortungsbereiche, wie

41

sie die Kundenanforderungen und Kundenwünsche in kürzester Zeit umsetzen können. Eine wichtige methodische Verknüpfung ist in diesem Zusammenhang das Kano-Modell. Aus der Analyse von Kundenwünschen hat Dr. Noriaki Kano, Professor an der Universität Tokio, 1978 die unterschiedlichen Arten der Kundenanforderungen abgeleitet [Kano, 1984]. Das nach ihm benannte Kano-Modell erlaubt es, die Wünsche von Kunden präziser zu erfassen und bei der Produktentwicklung zu berücksichtigen. Kundenwünsche lassen sich nach Kano wie folgt klassifizieren in

- Basis-und Grundforderungen,
- Leistungs- und Qualitätsforderungen und
- Begeisterungsmerkmale.

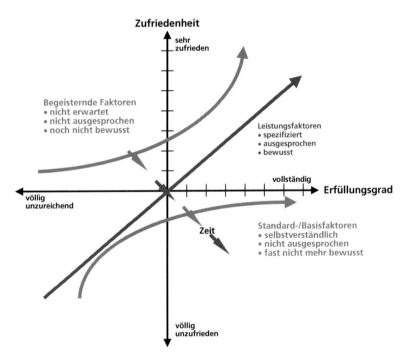

Abb. 9: Das Kano-Modell in Anlehnung an Saatweber [1997]

Grundforderungen sind so grundlegend/selbstverständlich, dass sie den Kunden erst bei Nichterfüllung bewusst werden (implizite Erwartungen). Werden sie nicht erfüllt, entsteht Unzufriedenheit. Werden sie erfüllt, entsteht aber keine Zufriedenheit. Leistungs- und Qualitätsforderungen sind dem Kunden bewusst. Sie können in unterschiedlichem Ausmaß erfüllt werden und beseitigen Unzufriedenheit oder schaffen Zufriedenheit, je nach Ausmaß. Begeisterungsmerkmale sind dagegen unerwartete Merkmale, mit denen der Kunde nicht unbedingt rechnet und die das Produkt gegenüber der Konkurrenz auszeichnen. Sie rufen Begeisterung hervor und im Laufe der Zeit werden begeisternde Faktoren zu Leistungsfaktoren. Die bewussten Leistungsfaktoren werden im Laufe der Zeit wiederum zu selbstverständlichen Basisfaktoren.

Die Bedeutung von Innovationen wird im Kano-Modell veranschaulicht. Im Laufe der Zeit werden begeisternde Faktoren zu Leistungsfaktoren und diese wieder zu Basisfaktoren. Die Verbindung des Kano-Modells, der QFD-Methode und des Qualitätsmanagements besteht darin, dass mittels QFD versucht wird, über eine gezielte systematische Analyse Kundenwünsche zu bewerten und mit Angebotsentwicklungen diese zu treffen oder, wenn möglich, zu übertreffen [Matzler, 1998].

2.11 Kundenorientierung im Krankenhaus

Die Besonderheit der Kundenrolle und der damit verbundenen Kundenorientierung im Krankenhaus wird unterschiedlich diskutiert. Beispielsweise stellten die Wissenschaftler Bayer/Jaeck in ihrem Forschungsbericht zu dieser Fragestellung fest, dass die Besonderheit der Kundenorientierung im Krankenhaus durch eine spezielle Kundenbeziehung geprägt ist. »Patienten wurden lange Zeit gar nicht als Kunde wahrgenommen, sondern viel mehr als Ware. Der neue, kritische Patient im ökonomisierten Zeitalter hat freie Arzt- und Krankenhauswahl; somit müssen sich auch Krankenhäuser zunehmend mit Marktmechanismen auseinandersetzen und sich damit in einem Feld der Konkurrenz mit anderen Krankenhäusern platzieren« [Bayer/Jaeck, 2006, S. 43]. Daher rückt die Bedeutung der strategischen Unternehmensführung im Krankenhaus immer mehr in den Mittelpunkt. Dies ergibt sich auch aus dem Umstand des immer stärker werdenden Wettbewerbs und daraus, dass für den Patienten neben dem Leistungsangebot der menschliche Faktor als ein wichtiger Entscheidungsparameter für die Wahl der Behandlung gilt. Wer bei den Patienten und den niedergelassenen Ärzten besser ankommt, wem es gelingt, in der Qualität der Zusammenarbeit Synergie-Effekte hervorzubringen, wer die geeigneten QM-Instrumente für sich einsetzt, wer die Motivation seiner Mitarbeiter hebt und innere Kündigungen senkt, wer also eine gute Mannschaft aufbauen und zusammenhalten kann, der wird bei einem gesichertem Versorgungsauftrag einen Vorsprung bekommen und am Markt bestehen können.

3 Grundlagen und Ansätze der systematischen Dienstleistungsentwicklung

3.1 Ansätze der systematischen Dienstleistungsentwicklung

Bereits seit 1980 gibt es auch in Deutschland in der industriellen Branche Ansätze zur systematischen Dienstleistungsentwicklung [Luczak/ Sontow, 2000a]. Die hieraus gewonnenen Erkenntnisse hinsichtlich der Bedeutung von Dienstleistungen und die in diesem Zusammenhang geführte Diskussion um mögliche Potenziale haben den Dienstleistungsbereich als Gegenstand der betriebsorganisatorischen Forschung in den Vordergrund gerückt.

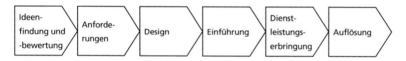

Abb. 10: Entwicklung von Dienstleistungen nach Service Engineering

In diesem Zusammenhang wurde ein allgemeines Vorgehensmodell entwickelt und normiert, das die einzelnen Schritte der Dienstleistungsentwicklung von der Ideenfindung und -bewertung bis hin zur Ablösung des Dienstleistungsproduktes phasenweise darlegt (siehe hierzu Abb. 8 aus dem Leitfaden zum Service Engineering für Dienstleistungen, DIN, 1998). Als methodisches Vorgehen der Dienstleistungsentwicklung wird in der Literatur das Service Engineering als Möglichkeit beschrieben. Hierbei erfolgt die Planung und Entwicklung von Dienstleistungen nach folgenden Merkmalen: schrittweise Vorgehensweise, Einsatz wissenschaftlicher Erkenntnisse, Methodeneinsatz und Werkzeuge zur Steigerung der Effektivität und Effizienz des Entwicklungsprozesses. Hierbei werden die Stärken und Schwächen eines Unternehmens sowie die Marktbedürfnisse einbezogen [Luczak/Sontow, 2000b]. Jaschinski entwickelte hierzu ein Vorgehensmodell zur qualitätsorientierten Entstehung von Dienstleistungen, das als grober Handlungsrahmen angesehen werden kann. Diese Dienstleistungsentwicklung verfolgt den Ansatz einer inkrementalen Verbesserung einmal angebotener oder auch neuer Dienstleistung im Verlauf einer wiederholten Erbringung [Jaschinski, 1998]. Eine Darstellung zur methodischen Unterstützung wird in Ansätzen beschrieben, aber eine ganzheitliche und durchgängige Methodik findet sich nicht. Die Strukturierung der Wertkette in Dienstleistungsunternehmen mit der kontinuierlichen Leistungserbringung weicht von der klassischen Wertkette nach Porter ab. Das beruht unter ande-

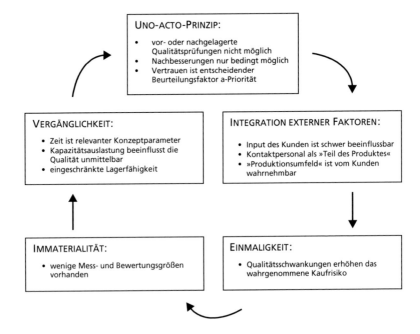

Abb. 11: Konstituierende Merkmale von Dienstleistungen in Anlehnung an Eversheim [1997]

rem auf den spezifischen Merkmalen einer Dienstleistung, die sich mehr oder weniger wesentlich von der Sachgüterproduktion unterscheidet (▶ **Abb. 11**).

Um diesen besonderen Anforderungen gerecht zu werden, wurde von den Autoren Benkenstein und Spiegel der Gesamtablauf für eine erfolgreiche Dienstleistung in einer Wertkette mit zwei Phasen aufgeteilt und systematisiert [Spiegel, 2007]. Die erste Phase *Aufbau der Geschäftsbeziehung* beinhaltet die Aktivitäten der Akquisition und den Aufbau der Leistungsbereitschaft. Sie umfasst alle Prozesse, die mit der Gewinnung von Kunden in Beziehung stehen (Akquisition), und alle Tätigkeiten und Aufgaben, die notwendig sind, um die angebotene Dienstleistung für den Kunden erbringen zu können (Aufbau der Leistungsbereitschaft). Die Dienstleistung soll wiederholt über einen langen Zeitraum für den Kunden erbracht werden. Im Rahmen der zweiten Phase der *laufenden Geschäftsbeziehung* lassen sich die Aktivitäten des Vorkontaktes, der Leistungserbringung und der Nachkontakt darstellen.

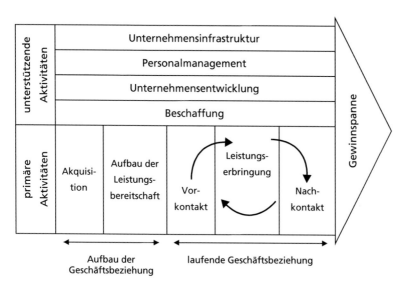

Abb. 12: Wertkette einer kontinuierlichen Dienstleistung in Anlehnung an Spiegel, T.: Prozessanalyse in Dienstleistungsunternehmen [2007].

47

Die Vorkontaktphase bildet alle Maßnahmen ab, die in Abstimmung mit dem Kunden erfolgen müssen. Die Leistungserbringung umfasst alle Aktivitäten der Dienstleistungserstellung für den Kunden. Im Mittelpunkt der Nachkontaktphase steht vor allem der Informationsaustausch zwischen Dienstleister und Kunden. Innerhalb der laufenden Geschäftsbeziehungsphase entsteht ein Kreislauf, den die drei Aktivitäten »Vorkontakt«, »Leistungserbringung«, »Nachkontakt« bilden [Spiegel, 2007].

3.2 Merkmale der Dienstleistungsentwicklung in der Krankenhausbranche

Die Entwicklungen im Gesundheitswesen können mit denen im industriellen Bereich verglichen werden. Entwicklungsabteilungen und Marketingbereiche finden sich in den klassischen Gesundheitseinrichtungen nicht (Dazu zählen vor allem die Krankenhäuser der Grund- und Regelversorgung; s. hierzu die veröffentlichten Aufbauorganisationen der Krankenhäuser in den gesetzlich verpflichtenden Qualitätsberichte SGB V § 137) In der damit verbundenen Analyse wird deutlich, dass die systematische Entwicklungsplanung und Entwicklungskonzeption der Industriebranche in der Gesundheitsbranche nicht stattfindet. Projekte für neue Dienstleistungsangebote werden aus Eigeninitiative oder auf Aufforderung der Kostenträger entweder freiwillig oder mit konkretem Auftrag abgewickelt. Diese Aufträge werden direkt durch die Kostenträger, Krankenkassen oder durch die Landesvertretungen beauftragt und gesteuert. Beispielhaft werden in ▶ Tab. 1 die Unterschiede der Angebotsentwicklung zwischen einer Dienstleistung und im Krankenhaus dargestellt.

Tab. 1: Vergleich der Dienstleistungsentwicklung zur
Krankenhausangebotsentwicklung

Dienstleistungsentwicklung	Krankenhausentwicklung
Phase Dienstleistungsplanung: • Potenzialanalyse • Marktanalyse • Ermittlung von Dienstleistungsideen • Formulierung von Leistungsideen • Bewertung von Leistungsideen Verantwortlich: Entwicklung und Marketing	Entfällt
Phase Dienstleistungskonzeption • Entwicklung des Dienstleistungs-konzepts • Entwicklung des Vermarktungs-konzepts • Entwicklung des Personalent-wicklungskonzepts • Entwicklung des Vertriebskonzepts Verantwortlich: Marketing/Vertrieb	*Phase Dienstleistungskonzeption* • Erstellung eines schriftlichen Konzepts zur Vorlage bei den Kostenträgern zur Verhandlung Verantwortlich: Bereich Verwaltung
Phase Umsetzungsplanung • Detailliertes Zeit- und Mengengerüst • Vorbereitung der Realisierung • Piloteinführung Verantwortlich: Marketing/Vertrieb	*Phase Umsetzungsplanung* • Innerbetriebliche Ressour-cenverschiebung, bezogen auf materielle und perso-nelle Bereitstellung aus den bestehenden Möglichkeiten • Realisierung im Rahmen der sonstigen Patientenversorgung • Bei Erreichung von Leistungs-zahlen: Anpassung der perso-nellen und materiellen Ressourcen Verantwortlich: Fachabteilungen

4 Einsatz von Entwicklungsmethoden im Gesundheitswesen

4.1 Trends in der Anwendung von QM-Methoden

Es kann davon ausgegangen werden, dass zukünftig die kundenorientierten Angebote im Gesundheitswesen noch mehr an Bedeutung gewinnen werden. Exemplarisch für die Einrichtungen im Gesundheitswesen wurde diesbezüglich der Krankenhausbereich untersucht. Vorbereitend konnten in der aktuellen wissenschaftlichen Forschung derzeit fast keine praktischen Anwendungshinweise vom Einsatz der QFD-Methode für neue Dienstleistungsangebote im Krankenhausbereich einbezogen werden. Obwohl in der Industrie die QFD-Methode das alleinige Entwicklungsverfahren ist, sind in der Krankenhauspraxis die Anwendung und die Praktikabilität der QFD-Methode scheinbar noch unerforscht. Zur Klärung der tatsächlichen Nutzung der praktischen Anwendung der QFD-Methode in deutschen Krankenhäusern wurden im Januar 2007 und im Januar 2011 zwei nicht repräsentative bundesweite quantitative Stichprobenbefragungen mit Qualitätsbeauftragten an Krankenhäusern per Standardfragebogen durchgeführt. Im Rahmen der beiden empirischen Untersuchungen wurde zum einen die praktischen Anwendung und zum anderen der vermutete Nutzen von QM-Methoden im Krankenhaus untersucht. Ziel der Untersuchungen war es, Tendenzen der praktischen Anwendung von QM-Methoden im Gesundheitswesen und den damit vermuteten Nutzen zu ermitteln. Für diese Untersuchung ergaben sich folgende Rahmenbedingungen:

- untersuchter Bereich: Krankenhäuser in Deutschland;
- untersuchte Gruppe: Qualitätsbeauftragte von Krankenhäusern aus verschiedenen Bundesländern;
- Stichprobenauswahl: Teilnehmer eines Netzwerkes von Qualitätsbeauftragten N = 50 2007 und N = 55 2011;
- Ausschlusskriterien: Krankenhäuser ohne implementiertes Qualitätsmanagementsystem.

Die Population setzte sich aus Qualitätsbeauftragten, die für die Umsetzung und Anwendung der QM-Methoden zuständig sind, zusammen. Die Auswahl war zufällig und ergab sich bundesländerübergreifend. Alle befragten Einrichtungen wenden ein zertifiziertes QM-System an. Folgende QM-Methoden wurden hinsichtlich eines tatsächlichen Einsatzes im praktischen Alltag und den damit vermuteten Nutzen in Krankenhausprojekten untersucht:

Projektmanagementmethoden

Systematische Projektplanung, Projektsteuerung mittels Projektcontrolling, Netzplantechnik, Gantt-Diagramm

Numerische Methoden

Fehlersammelliste, Stabdiagramm, Kreisdiagramm, Visualisierung von Daten, Kuchendiagramm, Paretoanalyse, Korrelationsdiagramm, Histogramm, Verlaufsdiagramm, Radardiagramm, Benchmarking, Matrix-Diagramm

Nicht numerische Methoden

Mind-Map-Methode, Ursachen-Wirkungsdiagramm, Affinitäts-/Verwandtschaftsdiagramm, Metaplantechnik, Brainstorming, Beziehungsdiagramm/Relationen-diagramm, Portfolio-Diagramm, Paarweiser Vergleich

Kennzahlensysteme

Balanced Scorecard als Strategie- und Kennzahleninstrument, Kennzahlensysteme auf der Ebene der übergeordneten Qualitätsziele, Kennzahlensystem im Rahmen von Audits, Kennzahlensysteme im Rahmen von Managementbewertungen

TQM-Werkzeuge

Qualitätsregelkarte/Statistische Prozessregelung (SPR), FMEA (Fehlermöglichkeits- und Einflussanalyse), QFD (Quality Function Deployment/Qualitätsfunktionen-Darstellung).

Zwar ist die Stichprobe mit 105 befragten Krankenhäusern gering, jedoch konnte die Tendenz festgestellt werden, dass der systematische Einsatz von kundenorientierten Planungs- und Entwicklungsmethoden in der Krankenhausbranche in beiden Untersuchungen keine Berücksichtigung findet. Der Trend zeigt, dass derzeit keine praktische Anwendung der bestehenden QFD-Methode in Angebotsentwicklungen in deutschen Krankenhäusern nachvollzogen werden konnte. Die Krankenhauspraktiker ordnen den Nutzen der QFD-Methode im Krankenhausbereich zudem als gering ein.

4.2 Trends im Einsatz der QFD-Methode im Krankenhausbereich

Die Untersuchungsergebnisse ergaben, dass im Jahr 2007 die QM-Methode des Brainstormings die höchste Anwendungshäufigkeit und die höchste Nutzeneinschätzung im Krankenhaus aufzeigten. Gering hingegen wurden vergleichende numerische statistische QM-Methoden angewendet und mit geringem Nutzen bewertet. Im Jahr 2011 wurde die Methode »Benchmark« am häufigsten angewendet und auch mit dem höchsten Nutzen eingeschätzt. Die abgefragten QM-Methoden kommen in den untersuchten Krankenhäusern insgesamt eher selten zur Anwendung. Die Bandbreite reicht von mehr als gelegentlicher Anwendung, bei systematischer Projektplanung und Brainstorming, bis zu fast keiner und keiner Anwendung, wie bei den spezifischen QM-Methoden, Qualitätsregelkarte (statistische Prozessregelung) und QFD, sowie grafisch gestützte Methoden, wie Radar- und Affinitäts-/Verwandtschaftsdiagramm. Die Rangliste der Ergebnisse verdeutlicht, dass zumindest gelegentlich eine systematische Projektplanung und -steuerung, die Verwendung von Kennzahlen sowie die grafische Darstellung in den häufig anzutreffenden Darstellungen von Stab- bzw. Kreisdiagramm im Krankenhaus anzutreffen sind. Die Ideengenerierung über Brainstorming und die Verwendung von Benchmark als Verbesserungsmethode haben gelegentlich im Krankenhaus Einzug gehalten. Hierbei haben sich im Vergleich der Befragungen keine signifikanten Änderungen ergeben.

4.3 Konsequenzen der Untersuchungen

Der Nutzen der QM-Methoden wird von den Befragten durchschnittlich im mittleren Bereich eingeschätzt, was gegenüber der vorhergehenden Befragung unverändert geblieben ist. Hier reicht die Bandbreite der Nutzung von ziemlich gering bis ziemlich hoch. Analog der Methodenverwendung wird bei der Nutzeneinschätzung den eher allgemeinen, weniger spezifischen Methoden ein höherer Nutzen zugeordnet als komplexeren und spezifischen Methoden. Dies kann durch verschiedene Ursachen begründet sein. Mögliche Ursachen sind Bekanntheitsgrad der Methode, Einfachheit der Anwendung, Breite der Anwendungsmöglichkeit und Zeitbedarf für die Anwendung. Warum dies so ist, müsste weiterführend untersucht werden. Tendenziell kommen eher allgemeine, weniger spezifische Methoden zum Einsatz. Beispielsweise wird die weit verbreitete und aus wenigen Regeln bestehende Methode des Brainstormings häufiger verwendet, die dazu ergänzende grafische Methode des Affinitätsdiagramms findet dagegen fast keine Anwendung. Die statistische Prozesskontrolle bzw. QFD sind sehr umfassende Methoden aus dem Qualitätsmanagement, die im Krankenhaus fast nicht (statistische Prozesskontrolle) bzw. nicht (QFD) zur Anwendung kommen. Aufgrund der Untersuchungsergebnisse konnten somit zur QFD-Methode keine praktischen Anwendungserfahrungen ermittelt werden. Alle Befragten der Stichproben haben keine praktische Anwendung und keinen Nutzen für ihre Krankenhauspraxis angegeben. Warum diese Ergebnisse so sind und warum die QFD-Methode nicht zur Anwendung gekommen ist, muss an dieser Stelle offen bleiben. Man kann spekulieren, dass die Arbeitsweise im Krankenhaus wenig auf Datenerhebung im Qualitätsmanagement ausgerichtet ist und die Qualitätsbeauftragten hierfür fehlende Kenntnisse oder Zeitressourcen haben. Es kann vermutet werden, dass die besonderen Anforderungen im Krankenhaus mit der jetzigen QFD-Methode zu gering berücksichtigt werden. Im Gegensatz dazu konnten z. B. in Bereichen der Automobilbranche, in der industriellen Entwicklung und im Softwareentwicklungsbereich einige Veröffentlichungen nachvollzogen werden.

5 QM-Methoden im Qualitätsmanagement

5.1 Rolle der QM-Methoden in Entwicklungsprojekten

Um sich den zukünftigen Herausforderungen zu stellen, bedarf es effektiver und effizienter Vorgehensweisen bei Entwicklungsprojekten. Um Entwicklungs-prozesse im Rahmen der Unternehmensführung praktisch zu managen und umzusetzen, steht eine Vielzahl von QM-Methoden zur Verfügung. Im praktischen Alltag wendet ein Unternehmen im Rahmen des Qualitätsmanagements und in der Unternehmensführung meist eine Auswahl hiervon an. Es folgt der Überblick über die Entwicklungsgeschichte und die inhaltlichen Zusammenhänge von QM-Methoden im Allgemeinen. Der Begriff der Methode beschreibt eine Prozedur oder Funktion. Eine Methode ist ein Verfahren mit einem planmäßigen Vorgehen. Die praktische Anwendung von QM-Methoden heißt demnach mittels eines speziellen methodischen Vorgehens geplant, überlegt und durchdacht zu handeln. Eine festgelegte Definition für QM-Methoden wird in der Literatur nicht einheitlich verwandt. Für die praktische Projektarbeit ist eine große Anzahl von QM-Methoden vorhanden. Die Methoden kommen vor allem im Bereich der Industrie zur Anwendung und sind hierfür entwickelt worden. Für die Planung und Realisierung von Innovationen und/oder im Bereich des kontinuierlichen Verbesserungsprozesses werden häufig kreative Lösungen benötigt, so zum Beispiel für das Erkennen von Kundenproblemen, die Ideensuche für neue Produkte und Verfahren, die Erarbeitung eines Produktkonzeptes, die Umstellung von Fertigungseinrichtungen oder den Aufbau eines Absatz- und Vertriebsweges. Hierzu steht eine Vielzahl von numerischen und nicht numerischen QM-Methoden zur Verfügung. Diese können von den Verantwortlichen gezielt für die jeweilige Arbeitssituation ausgewählt und eingesetzt werden. Dazu ist es erforderlich, die jeweiligen Zielsetzungen, Vorteile und Nachteile zu kennen. Es ist zu vermuten, dass aufgrund der Vielzahl von QM-Methoden für den potenziellen Anwender intransparent ist, wann welche QM-Methode idealerweise die Unternehmensführung effizient und effektiv unterstützen könnte. Dieses Defizit ist möglicherweise ein Grund für die geringe Methodenanwendung im Gesundheitswesen. Um dies zu klären, müsste weitere Ursachenforschung betrieben werden. In der Bearbeitung der QM-Methoden und von deren Zielen, Vorteilen und Nachteilen zeigte es sich, dass ein umfassender Methodenbaukasten für die praktische Anwendung zur Verfügung steht. Die jeweiligen Zielprofile der QM-Methoden ergaben, dass mit praktikablen QM-Methoden Situationen und Sachverhalte geeignet geführt, analysiert und kontrolliert werden können.

5.2 Geschichtliche Entwicklung der QM-Methoden

Der japanische »Qualitäts-Guru« Professor Kaoru Ishikawa entwickelte 1962 zusammen mit der Japanese Union of Scientists and Engineers (JUSE) das Gruppenarbeitskonzept »Quality Circle« (als Qualitätszirkel bekannt), welches auf Freiwilligkeit, Mitarbeiterorientierung und Respekt vor dem Menschen beruht. »Ziel der Qualitätszirkelarbeit ist die Verbesserung der qualitativen Arbeitsleistungen eines Unternehmens, die Entwicklung von mehr Selbstwertgefühl und Sozialkompetenz der Mitarbeiter sowie die Verbesserung der gruppendynamischen Prozesse im Unternehmen« [Gabler Wirtschafts-Lexikon K–R, 2004, 2040]. Ein Jahrzehnt später fand der Qualitätszirkel auch in der Bundesrepublik viele Anhänger und Verfechter. Ebenso geht die Auswahl und Zusammenstellung der »sieben Techniken der Qualitätssicherung« auf Ishikawa zurück. Eine Technik davon, das sogenannte Ursache-Wirkungsdiagramm, entwickelte Ishikawa selbst [Kaminske/Bauer, 2002]. Bereits vor der stärkeren Umsetzung des Qualitätsmanagements in den 1980er und 1990er Jahren wurde durch die betrieblichen Tätigkeiten des Konstruierens, der Entwicklung, der Planung und der betrieblichen Organisation die Qualität sichergestellt. Diesen »klassischen« Qualitätstechniken, die auch heute noch selbstverständlich sind, wurden neue Methoden zur Seite gestellt. Nachdem sich die »elementaren Werkzeuge der Qualitätssicherung=numerische Methoden« in ihrer Anwendung bewährt hatten, wurden in Japan weitere sieben »neue« Werkzeuge, die »Managementwerkzeuge zur Qualitätssteuerung=nicht numerische Methoden« ausgewählt und breit eingeführt. Sie sollen in Entwicklungs- und Planungsprozessen eingesetzt werden, wo kaum zahlenmäßige Daten verfügbar sind. Durch eine gezielte Auswahl und Einsatz der verfügbaren QM-Methoden soll eine systematische Vorgehensweise in Problemlöseprozessen ermöglicht werden. Der besondere Nutzen liegt in der verknüpften Anwendung verschiedener QM-Methoden. Die verschiedenen QM-Methoden ergänzen sich gegenseitig und fördern durch ihre Wechselwirkung den Fortentwicklungsprozess.

Im Wandel des Qualitätsbegriffs von der rein technischen Qualität von Maschinen, Material, Werkzeugen oder Methoden über die Prozess qualität in Form von Wissen, Organisation, Qualifikation und Prozessorientierung bis hin zur sozialen Qualität bezüglich Kommunikation und Teamarbeit sind weitere Qualitätskonzepte entstanden. Hier ist beispielsweise das Company Wide Quality Control (CWQC) zu nennen. In diesem Konzept werden alle qualitätsrelevanten Aktivitäten im Unternehmen erfasst und alle Mitarbeiter mit ihren jeweiligen Arbeitsprozessen einbezogen.

5.3 Überblick über die QM-Methoden

QM-Methoden werden in der Unternehmensführung und in der Qualitätsentwicklung zur Verfügung gestellt und können in allen Branchen eingesetzt werden. Sie finden vorwiegend in Analyseprozessen praktische Anwendung. Hierbei wird in zwei Gruppen – in numerischen und in nicht numerischen Methoden – unterschieden. Bei den numerischen Methoden werden vorwiegend Zahlen verarbeitet. Mit den nicht numerischen Methoden werden Informationen zusammengeführt, beleuchtet und bearbeitet. Sie sind mit einfachen Hilfsmitteln (Pinnwand, Stifte, Karten usw.) durchzuführen. Ursprünglich wurden diese Werkzeuge für die Arbeit in Qualitätszirkeln entwickelt. Der Japaner Ishikawa setzte Qualitätszirkelarbeit zur Anwendung in den ausführenden Arbeitsbereichen (Produktionserstellung) ein. Ziel war es, mittels dieser Arbeitsweise die elementaren Qualitätswerkzeuge in den Qualitätszirkeln als Hilfsinstrument einzusetzen, um das unternehmensübergreifende Company-Wide Quality Konzept praktisch umzusetzen. Daher lassen sich diese QM-Methoden bei jeder Art von Qualitätsarbeit für nahezu jede Art von Problemen einsetzen. In der Phase der Ursachen und Fehlersuche in Projekten können das Ursache-Wirkungsdiagramm, Fehlersammellisten, Histogramme und Qualitätsregelkarten benutzt werden. Sie bieten die Möglichkeit, Informationen über Häufigkeiten in Grenzbereichen mit einem Verlauf bildlich darzustellen. In der Phase der Fehleranalyse wird mit dem Pareto-Diagramm die Bedeutung der einzelnen Fehler ermittelt. Mit dem Ursache-Wirkungsdiagramm werden mögliche Problemursachen gesammelt und geordnet dargestellt. Das Brainstorming kann dabei eingesetzt werden, wenn neue Ideen zu einem Thema gefunden und gesammelt werden sollen. Schließlich können mit dem Korrelationsdiagramm Wechselwirkungen zwischen einzelnen Fehlereinflüssen untersucht werden. Jede QM-Methode kann auch alleine für sich angewendet werden. Einen zusätzlichen Nutzen bietet jedoch der Einsatz mehrerer Werkzeuge, da die Qualitätswerkzeuge aufeinander aufbauen. Die zur Verfügung stehenden QM-Methoden können sowohl von Einzelpersonen als auch in Teams benutzt werden. Die Anwendung von QM-Methoden ermöglicht es, Wissen aus verschiedenen Fachgebieten in eine Problemlösung einzubeziehen und einfließen zu lassen.

In ▶ **Kap. 10** folgen eine zusammenfassende Darstellung, Erläuterung und praktische Hinweise zu den gängigen QM-Methoden, die in Entwicklungsprozessen für Dienstleistungen zum Einsatz kommen können. Jede QM-Methode steht mit ihrer Ausrichtung in einer bestimmten Phase eines Entwicklungsprozesses den Projektbeteiligten zur Verfügung.

Die adaptierte QFD-Methode wird hierbei schwerpunktmäßig im Folgenden detailliert beschrieben und im Praxisleitfaden dargestellt.

6 Theoretische Begriffsklärung: Quality Function Deployment

6.1 Der Bezug zur Wirtschaftswissenschaft – Die Entstehung des QFD

Die QFD-Wurzeln liegen in Japan. Quality Function Deployment (QFD) ist eine zu Beginn der 1970er Jahre in Japan von Professor Yoji Akao entwickelte Qualitätsmethode zur Ermittlung der Kundenanforderungen und ihrer direkten Umsetzung in die notwendigen technischen Lösungen [Akao, 1992]. QFD kann sinngemäß übersetzt werden mit »die Planung und Entwicklung der Qualitätsfunktion eines Produktes, entsprechend den von den Kunden geforderten Qualitätseigenschaften« [Call, 1997, S. 88]. Der QFD-Ansatz wird als strukturierter Kommunikations- und Qualitätsplanungsleitfaden bezeichnet. Es handelt sich hierbei um einen systematischen Weg, der sicherstellen soll, dass die Festlegung der Produktmerkmale durch die Entwicklung und die anschließende Auswahl der Produktionsmittel, Methoden und Kontrollmechanismen von den Anforderungen der zukünftigen Kunden bestimmt wird. Der Durchbruch gelang 1972 auf den Schiffswerften der »Mitsubishi Heavy Industries« im japanischen Kobe. 1974 begann Toyota mit der erfolgreichen Anwendung und Weiterentwicklung von QFD. 1978 erschien Akaos Buch »Quality Function Deployment« in Japan. Erst 1990 erfolgte eine Überarbeitung und Übersetzung ins Englische, und 1992 erschien die erste deutschsprachige Ausgabe. Das von Yoji Akao 1978 veröffentlichte Werk: »QFD – Wie Japaner Kundenwünsche in Qualität umsetzen« wird von vielen Autoren der Gegenwart als bedeutende, originäre Quelle verwendet. Akao ist der Einzige, der alle veröffentlichten Studien über QFD untersuchte und gleichzeitig versuchte, die verschiedenen Beiträge in einem verständlichen System zusammenzufassen. Bob King, ein Schüler Akaos, erweiterte den Ansatz um die Methode der Konzeptbewertung und ordnete die Akaosche Darstellung neu durch die »Matrix der Matrizen« [King, 1994]. Diese Ansätze werden in der Literatur als die »ursprünglich japanischen Ansätze« oder die »generellen Ansätze« bezeichnet. Bis heute existiert keine umfassende und einheitliche Definition der Methode des Quality Function Deployment. So liegt insbesondere keine entsprechende Norm der bekannten Organisationen vor. Es gibt vielmehr unterschiedliche methodische Varianten und Entwicklungstendenzen. Die gegenwärtig vorherrschende Anwendungspraxis in den USA und Europa orientiert sich an der durch das Institut der Amerikanischen Zulieferindustrie (American Supplier Institute, ASI) formalisierten Vorgehensweise. Diese beruht von der Idee her auf dem Ansatz von Akao, ist aber hinsichtlich der Methodik als etwas anschaulicher und übersichtlicher zu charakterisieren. In diesem Zusammenhang erschien 1994 der erste deutsche Artikel von Streckfuss [Streckfuss, 1994] und 1997 veröffentlichte Jutta Saatweber das erste deutsche QFD-Buch unter dem Titel »Kundenorientierung durch Quality Function Deployment – Systematisches Entwickeln von Produkten und Dienstleistungen«. Seit Ende der 1980er Jahre sind die ersten QFD-Anwendungen in Deutschland bekannt. Heute erfährt QFD eine Renaissance in der Automobilindustrie und insbesondere bei deren Zulieferern durch die erhöhten Forderungen nach Qualitätsvorausplanung in den verschiedenen Normen. Bisher gibt es in Deutschland, in der Schweiz und in Österreich keine Buchveröffentlichung zur Anwendung des QFD im Krankenhausbereich.

6.2 Der Begriff »Quality Function Deployment«

Der Begriff »Quality Function Deployment« hat sich trotz seiner Mehrdeutigkeit durchgesetzt. QFD kann sinngemäß mit »Instrument zur Planung und Entwicklung von Qualitätsfunktionen entsprechend den vom Kunden geforderten Qualitätseigenschaften« übersetzt werden. Der militärische Begriff *deployment* beschreibt mit »Aufstellen der Truppen« eine Seite des QFD, nämlich das Zusammenführen aller am Gesamtprozess der Produktentstehung beteiligten Fachbereiche zu gemeinsamer Arbeit. Der zweite Aspekt des *deployment* beleuchtet in Verbindung mit *quality* die Zielrichtung des QFD: Qualitätsentwicklung von Anfang an bis zur Nutzung der Leistung durch die Kunden. Es geht darum, die Produkte oder Dienstleistungen so zu definieren, zu entwickeln, zu konstruieren, zu produzieren, zu liefern, zu installieren, dass nicht nur die Wünsche und Forderungen der Kunden erfüllt, sondern »übererfüllt« werden. Die QFD-Methode des Begründers Akao ist in der Literatur auch heute noch das einzig beschriebene kundenorientierte Planungs- und Entwicklungsverfahren für Produkte und Dienstleistungen. Beim Vorgehen nach QFD werden die »Wünsche des Kunden« zum Ausgangspunkt aller darauf folgenden Aktivitäten. Das Instrument QFD fragt: »Was will der Kunde?« und setzt dann seine Erwartungen in Produkt- oder Dienstleistungsmerkmale um. QFD steht nicht als Begriff für eine einzelne Methode. QFD ist als Leitfaden für einen Entwicklungsprozess zu verstehen, der die volle Kundenzufriedenheit als Ziel hat und der das Wissen und Können aller Mitarbeiter in die Strategien und Maßnahmen zur Zielerreichung einzubinden sucht. QFD dient der Übertragung von Kundenanforderungen in die unternehmensspezifischen Fähigkeiten und zur Mobilisierung aller Bereiche des Unternehmens zum Dienst am Kunden. Es gilt, die Wünsche der Kunden in erfolgreiche Produkte und Dienstleistungen so umzusetzen, dass Misserfolge und Verluste durch präventive Planung ausgeschlossen werden.

6.3   Die QFD-Ziele

QFD baut auf die Philosophie, den Methoden und den Strategien des Total Quality Management (TQM) auf [Keuper, 2001]. TQM entstand vor dem Hintergrund sich ständig ändernder Rahmenbedingungen für Unternehmen. Die Wettbewerbssituation wird heute mehr denn je durch die Faktoren Qualität, Kosten und Zeit bestimmt. Die Unternehmen sind gezwungen, die Entwicklungszeiten stetig zu verkürzen und bei steigender Qualität die Kosten zu senken. Da die Entwicklungszeit von ausschlaggebender Bedeutung ist, muss der gesamte Entwicklungsprozess erheblich beschleunigt werden, um den gewünschten Wettbewerbsvorteil zu erreichen. Viele Studien zeigen, dass langfristig der Erfolg eines Unternehmens aus der überlegenen Qualität seiner Produkte und Dienstleistungen resultiert [Clausing, 1995]. Ein wirkungsvoller Ansatz besteht darin, Qualität von Anfang an, d. h. beginnend mit dem Entwurfsstadium konsequent in die Produkte einzubauen. Hieraus entstanden Ansätze, wie zum Beispiel das TQM und, darauf aufbauend, das QFD. Dabei wird QFD als »ein Werkzeug« innerhalb von TQM betrachtet [Streckfuss, 1994]. Es kann weder TQM ersetzen noch dessen Einführung erzwingen. Im Gegensatz zum TQM unterstützt der Ansatz des QFD schwerpunktmäßig die Elemente der Kunden- und Mitarbeiterorientierung. QFD besteht aus einem System aufeinander abgestimmter Planungs- und Kommunikationsprozesse. Mit Hilfe von QFD sollen alle Möglichkeiten innerhalb eines Unternehmens koordiniert und ausgenutzt werden mit dem Ziel, Dienstleistungen/Produkte zu entwickeln und zu vermarkten, die Kunden kaufen bzw. Patienten wünschen. Durch QFD wird die Produkt- bzw. Dienstleistungsentwicklung effizienter, denn QFD bewirkt:

- Intensivierung der Zusammenarbeit,
- Motivation der Mitarbeiter zum Mitdenken und Mithandeln,
- vertiefte Kundenorientierung,
- abgestimmte, klare und messbare Ziele,
- präventive Planung,
- gut nachvollziehbare Dokumentation,
- Offenheit der Kommunikation und Information,
- durchgängiges Qualitätsmanagement [Saatweber, 1997].

Da mittels QFD versucht wird, über eine gezielte systematische Analyse Kundenwünsche zu bewerten und mit Angebotsentwicklungen diese zu treffen oder, wenn möglich, zu übertreffen, besteht eine enge methodische Verbindung zum sog. Kano-Ansatz. Dieser ist in ▶ **Kap. 4** beschrieben. Die zentrale Aufgabe in Entwicklungsprojekten ist es, denjenigen die eine Leistung von uns erhalten, diese zu geben, und zudem etwas, von dem er aber nie wusste, dass er es brauchen könnte oder wollte.

6.4 Anwendungsgebiete für die QFD-Methode

Die QFD-Methode kann überall dort eingesetzt werden, wo Menschen an der Erfüllung von Zielen für externe oder auch interne Kunden arbeiten. Dort, wo es um die Entwicklung von Angeboten für Kunden geht, kann sie unterstützend eingesetzt werden. Neben den drei Grundproblemfeldern aller Firmen oder Organisationen, attraktive Dienstleistungen (Qualität) im richtigen Moment (Zeit) zu einem fairen Preis (Kosten) anbieten und liefern zu können, wird die vierte Dimension, der Mensch, als Dreh- und Angelpunkt des QFD-Geschehens ernst genommen und beteiligt. Anwendungsgebiete für QFD sind unter anderem: die Weiterentwicklung von Dienstleistungen/Produkten, die Neuentwicklung von Dienstleistungen/Produkten in allen Branchen: vom Schiffbau über das Transportwesen, die Bauindustrie, den Maschinenbau, die Touristik bis hin zur Versicherungsbranche [DGQ Band 13–51, 2011]. Damit besteht auch eine praktische Grundlage für den Einsatz und die Anwendung im Krankenhaus.

6.5 Handlungschancen der adaptierten QFD-Methode

Die praktische Anwendung der QFD-Methode im Krankenhaus erschien dem Begründer Akao und anderen Wissenschaftlern bisher nicht als naheliegend. Für andere Branchen, wie Automobilindustrie, Softwareentwicklung und weitere Dienstleistungen, gibt es Anwendungsbeispiele. Für das Gesundheitswesen wurde eine adaptierte QFD-Methode entwickelt. Bei der Anwendung des QFD-Vorgehens werden die Wünsche der Patienten und der Interessenspartner zum Ausgangspunkt aller darauf folgenden Aktivitäten. Das Instrument QFD fragt: »Was wollen der Kunde bzw. die Interessierten an Dienstleistungen im Krankenhaus?«, und setzt dann seine Erwartungen in Angebots- oder Dienstleistungsmerkmale um. In diesem systemunterstützten Vorgehen sind Chancen für Entwicklungsprojekte im Krankenhaus zu sehen. In diese Entwicklungsprozesse müssen aufgrund der Interdisziplinarität alle Berufsgruppen und Bereiche/Abteilungen einbezogen werden. Dies kann im Gesundheitswesen über die betriebliche Qualitätsmanagementarbeit organisiert werden. Hierbei haben Qualitätsbeauftragte eine zentrale Funktion, denn sie sind Schnittstellenmanager und müssen schon jetzt im Qualitätsmanagement alle Aktivitäten steuern und zusammenführen. In der Industrie gibt es für die Unternehmensentwicklung eigene Abteilungen und Verantwortliche. Sie überlegen gemeinsam im Rahmen ihrer Verantwortungsbereiche, wie sie die Kundenforderungen in kürzester Zeit umsetzen können. Diese Zusammenarbeit in einem Entwicklungsprozess ist im Krankenhausbereich derzeit noch nicht nachvollziehen. Der Hauptvorteil von QFD liegt in der systematischen Aktivierung des Wissens und der Kreativität der Mitarbeiter im Unternehmen auf das Planungsziel hin. Bereits seit 30 Jahren steht dieses Planungsverfahren in der Industrie zur Verfügung, mit dessen Hilfe Kundenwünsche erfasst und in kundengerechte Produkte und Dienstleistungen umgesetzt werden können. Diese Chancen sind derzeit für Krankenhäuser ungenutzt.

6.6 Darstellung der adaptierten QFD-Methodik

Um auf Kundenbedürfnisse aufbauend optimale Produkte/Angebote zu entwickeln, kann die Planungsmethodik QFD im Speziellen als unterstützendes Instrument angewendet werden. Der Schwerpunkt der QFD-Vorgehensweise liegt in der Ermittlung und Strukturierung von Kunden-anforderungen als Basis für alle nachfolgenden Entwicklungsschritte. Akao fordert die Priorisierung der wichtigsten Anforderungen und eine daran orientierte und ausgerichtete Umsetzung in festgelegten Schritten. QFD beschreibt einen systematischen Ansatz zur schrittweisen Umsetzung von Kundenforderungen und Erwartungen in messbare bzw. qualitativ beurteilbare Produkt- und Prozessparameter. Es beginnt mit einer sorgfältigen Strukturierung und Analyse der registrierten Kundenwünsche. Es folgt die strukturierte Darstellung einer Wirkungsanalyse zwischen möglichen Dienstleistungseigenschaften und resultierenden Erfüllungsgraden kundenspezifischer Qualitätsmerkmale. Ein entscheidender Vorteil ist gerade in seiner Operationalisierung zu sehen, d. h. Kundenwünsche exakt zu bestimmen, alle Unternehmensbereiche effektiv einzubeziehen und auf die Befriedigung der Kundenwünsche abzustimmen. Bei der Ermittlung der Kundenanforderungen spielt das Marketing mit den Bereichen Marktforschung und Marktgestaltung eine Schlüsselrolle. Im Krankenhausbereich wird diese Funktion meist durch die Qualitätsbeauftragten übernommen. Auf Basis der ausgewerteten Ergebnisse kann die Marketingstrategie abgeleitet werden und die Bestimmung des Marketing-Mix erfolgen. Nach den Autoren Raju und Lonial zeichnet sich die Marketingorientierung im Krankenhaus durch vier Merkmale aus:

- Informationsmanagement,
- Maßnahmen zur Verbesserung der Kundenzufriedenheit,
- Antwortfähigkeit auf Kundenbedürfnisse und
- Reaktionsfähigkeit auf Maßnahmen der Wettbewerber [Raju, 1995].

Alle Bestandteile sind je nach Prioritätensetzung unterschiedlich ausgeprägt. Zusammenfassend soll festgehalten werden, dass der QFD-orientierte Ansatz ein Konzept für die Gestaltung der Schnittstelle zwischen Angebotsentwicklung und anschließender Umsetzung von Dienstleistungen bzw. für das Marketing, Produktentwicklung und Produktion darstellt. Die Integration aller Abteilungen in den Entwicklungsprozess fördert die notwendige Kommunikation zwischen den Abteilungen. Die

Qualitätsplanungs-Methode setzt zwei Werkzeuge ein: ein Entwicklungsteam und das House of Quality (HoQ) [Saatweber 1997].

Das Entwicklungsteam ist eine zentrale Grundvoraussetzung und dient der praktischen Umsetzung aller Erarbeitungsschritte im QFD-Prozess. Es muss mit Vertretern aller betroffenen Berufsgruppen des zu entwickelnden Themas besetzt werden. Das HoQ ist das methodische Grundgerüst in der praktischen Umsetzung des QFD. Mit seinen Funktionen dient es der vollständigen Steuerung der Daten im QFD-Entwicklungsprozess.

6.7 Praktische Voraussetzungen aus Sicht der Organisationslehre

Die praktische Anwendung der QFD-Methode wird nach dem Prinzip der »Teamarbeit« methodisch mit mehreren Berufsgruppen umgesetzt. Alle Projektschritte werden in einem »Entwicklungsteam« mit allen Berufsgruppen gleichberechtigt durchgeführt. Daher werden kurz Erkenntnisse der Organisationstheorie in Bezug auf Teamarbeit erörtert.

Aufgrund der Ausführungen aus Praxisprojekten ist eine erfolgreiche Teamarbeit eine wesentliche Grundvoraussetzung für die praktische Anwendung und Umsetzung der QFD-Methode. Dafür ist die innovationsfördernde Unternehmenskultur und deren Grundhaltungen eine geeignete Grundvoraussetzung. »Offene Kommunikation und ein gutes, auf Vertrauen basierendes Betriebsklima sind Voraussetzungen für eine hohe Innovationsfähigkeit« [Stern/Jaberg, 2005, S. 198]. Daher gilt es, die Mitarbeiter gezielt zu führen und in den Organisationen Instrumente einzusetzen, die es den Mitarbeitern ermöglichen, sich aktiv einzubringen. Nach Ellebracht [2002] bildet eine Gruppe von Mitarbeitern noch lange kein Team. Nach seinem Verständnis zeichnet sich ein Team dadurch aus, dass die Mitglieder das gemeinsame Teamziel kennen und sich aktiv dafür einsetzen. Die Teammitglieder bringen ihre Stärken in das Team ein, akzeptieren die Schwächen der Einzelnen und sind gewillt, Hemmnisse und Probleme gemeinsam zu lösen. Dazu bedarf es einer hohen Identifikation mit dem Team. Das Ziel der Teamentwicklung ist, neue Umgangsformen und Verhaltensweisen zu entwickeln, gegenseitige Akzeptanz herzustellen und konstruktives Konfrontationsmanagement zu ermöglichen. Insbesondere bei Entwicklungsprojekten in Planung und Realisierung von Innovationen oder im Bereich der Qualitätsverbesserung werden häufig kreative Lösungen benötigt: für das Wahrnehmen und Erkennen von Kundenproblemen, die Ideensuche für neue Angebote, die Erarbeitung eines Konzeptes, die Umstellung bestehender Standardprozesse oder Marketingaktivitäten. Durch die systematische Einbindung von Mitarbeitern in Problemlösungs- und Innovationsprozesse ist es möglich, deren Kenntnisse und Erfahrungen zu nutzen und dabei gleichzeitig einen Beitrag zur Mitarbeitermotivation zu leisten. Zudem findet die Sensibilisierung der Mitarbeiter und deren Entwicklung zum Problemfinder und Problemlöser statt. Eine geeignete Prozessorganisation im Projektmanagement ist eine wichtige Grundvoraussetzung im Entwicklungsprozess, um ein ideenreiches, leistungsfähiges, solidarisches und flexibles Team zu bilden.

7 Theoretischer Bezugsrahmen zum Risikomanagement in Krankenhausentwicklungsprojekten

7.1 Begriffsklärung: Risiko und Risikomanagement

Die Erkenntnisse über das Ausmaß von Patientenrisiken haben wesentlich dazu beigetragen, dass in den vergangenen Jahren das Bewusstsein im Gesundheitswesen, und vor allem in Krankenhäusern, geschärft wurde. So wurden verschiedene Maßnahmen, wie die Verpflichtung zur Risikomanagementeinführung, ergriffen. Die Ziele eines klinischen Risikomanagements sind zum einen die Absicherung der Versorgungsprozesse und zum anderen die Absicherung des Krankenhauses gegen ungerechtfertigte Anspruchsstellungen. Das Konzept soll die ständige Verbesserung der Krankenhausprozesse fokussieren. Das Risikomanagement soll als Präventionskonzept Fehlerauftretenswahrscheinlichkeit reduzieren [Führing/Gaußmann, 2004]. Daher entstehen im Krankenhaus zunehmend verschiedene Reportingsysteme zur Erfassung von beinahe aufgetretenen oder tatsächlich aufgetretenen Fehlern. Über das Berichtswesen soll die effektive Bearbeitung von Fehlern helfen, dass diese zukünftig nicht mehr auftreten und vermieden werden. In enger Verbindung mit dem Wort »Risiko« steht das Wort »Gefahr«. Eine allgemeine Bedrohung einer konkreten Zielerreichung wird als Gefahr bezeichnet. Ein Risiko kann die Gefahr genau bezeichnen und bewerten. »Ein Risiko ist eine nach Häufigkeit (Eintrittswahrscheinlichkeit) und Auswirkung bewertete und konkrete Bedrohung eines zielorientierten Systems. Das Risiko betrachtet stets die negative, unerwünschte und ungeplante Abweichung von den Systemzielen« [Brühweiler, 2001, S. 8]. Somit entstehen Risiken bereits vor und während eines Arbeitsschritts.

Das Risikomanagement ist der prozesshafte aktive Umgang mit der Erkennung und der Weiterbearbeitung von potenziellen Gefahren und Risiken. »Das Risikomanagement ist eine Managementmethode zur Verhinderung risikoinduzierter Beeinträchtigungen der Unternehmensqualität und umfasst alle Entscheidungen und Handlungen, die dazu dienen

- Risiken umfassend und frühzeitig zu erkennen,
- Risiken zu beeinflussen, mit dem Ziel der Vermeidung oder Verminderung und
- Risiken zu bewältigen – eventuell durch Abwälzung auf eine Versicherung.

Für das Gesundheitswesen wird folgende Definition favorisiert: »Risikomanagement ist eine »(...) Managementmethode, die das Ziel hat, in einer systematischen Form Fehler zu erkennen, zu analysieren und zu vermeiden sowie die Folgen von Fehlern zu minimieren« [Conrad, 2010, S. 153]. Als Basis dienen dem Risikomanagement die Unternehmensziele und die Unternehmensstrategie. Dieses systematische Vorgehen wird als Risikomanagementprozess definiert. Nach Middendorf [2006] (▶ Abb. 13) wird der Risikomanagementprozess im Krankenhaus in vier Schritte eingeteilt:

- Risikoidentifikation
- Risikobewertung
- Risikobewältigung
- Risikocontrolling

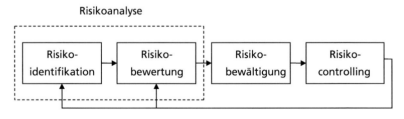

Abb. 13: Regelkreis Risikomanagementprozess nach Middendorf [2006]

Dabei können die ersten zwei Phasen als Risikoidentifikation und Risikobewertung zur Risikoanalyse zusammengefasst werden.

7.2 Ziele des Risikomanagements im Krankenhaus

Die höchste Priorität und Zielsetzung im klinischen Risikomanagement besteht darin, die bestmögliche Patientensicherheit zu ermöglichen. Die Sicherheit der Patienten soll mittels Maßnahmen im Risikomanagement nicht durch fehlerhafte Produkte oder mangelhafte Leistungsprozesse gefährdet werden [Seghezzi, 1994]. Das Risikomanagement im Krankenhaus ist ein systematischer Prozess mit Erkennen, Analysieren, fortlaufender Minimierung und Monitoring von Risiken im medizinischen Klinikalltag. Im Krankenhausbereich wird im Rahmen der Diskussion vor allem die Patientensicherheit und die Fehlerprävention fokussiert (s. hierzu Ergebnisse der Deutschen Krankenhaus Gesellschaft aus dem Jahr 2008 zur Verbreitung des klinischen Risikomanagements in Deutschland).

Folgende Zielerreichungen sollten ein Risikomanagementsystem im Bereich Krankenhaus unterstützen: persönlicher Schutz aller Beteiligten, Schutz der Sachwerte, Erhalt ökonomischer Ressourcen, Schutz vor finanziellen Verlusten, Erhalt einer positiven außenwirksamen Darstellung [Jakolow-Standke, 2010]. Um diese Ziele zu erreichen, müssen folgende Merkmale in das Risikomanagement einfließen: Fehlervorbeugung, umgehendes Reagieren auf Fehler und Einbeziehung des Patienten durch geeignete und rechtzeitige Informationstransfers. Zentrales Ziel für die Maßnahmen im Risikomanagement ist, das Bestehen des Unternehmens durch gezielte Beobachtung von Risiken gegenwärtig und zukünftig abzusichern. Dazu gehört auch, die Existenzgefährdung oder gar Existenzvernichtung durch gezielte Gegenmaßnahmen abzuwehren. Middendorf [2006] definiert Risikomanagement als das aktive Bearbeiten von Risiken durch eine zielgerechte Planung und die geeignete Koordination von Maßnahmen und deren Ausführung. Dies soll dazu dienen, dass Systemziele wie geplant erreicht werden können. Innerhalb des Krankenhauses sollen durch Maßnahmen des Risikomanagements alle Risiken bereits in den Prozessen erfasst und beeinflusst werden und vor allem die Schnittstellen transparenter gemacht werden. Die Patienten und die Öffentlichkeit sollen dadurch Vertrauen in das Krankenhaus, seine Leistungsfähigkeit und in die Sicherheit der Dienstleistungen haben, so dass das Image des Krankenhauses nicht leidet [Paula, 2007]. Kommt es dennoch zu einem Schadensfall, sollen zusätzliche Kosten vermieden werden. Das Risikomanagement im Schadensfall dient auch der Minderung von Regressforderungen und dem Schutz vor unberechtigten Klagen. Das Risikomanagement im Krankenhausbereich obliegt der Krankenhausleitung und muss ein Bestandteil der festzulegenden unternehmerischen Gesamtstrategie des Krankenhauses sein, die regelmäßig auf erreichte Ergebnisse überprüft werden muss. Ein Risikomanagementsystem sollte daher immer zukunftsorientiert ausgerichtet sein [Hentze, 2010]. Ob die Anwendung von Maßnahmen im Risikomanagement effektiv ist, lässt sich in der Regel nicht erkennen und auch der Nutzen ist schwer zu bewerten. »Werden Maßnahmen des Risikomanagements nicht oder nicht zweckgerecht durchgeführt, wird dies erst transparent, wenn tatsächlich ein unerwünschtes Ereignis auftritt und die Folgen bereits spürbar sind« [Seghezzi, 1994, S. 119].

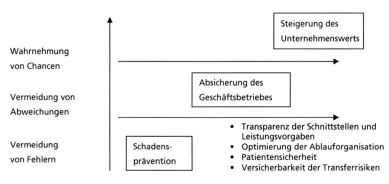

Abb. 14: Ausrichtung Risikomanagement in Anlehnung an Penter [2010]

Da sich die Risiken niemals vollständig vermeiden lassen, ist das Risikomanagement und dessen Maßnahmen ein kontinuierlicher Prozess, der
intern im Management fokussiert werden muss.

In diesen Managementgesamtprozess werden Chancen auch als positive Risiken betrachtet und einbezogen. ▶ **Abb.** 14 stellt die Ziele und
den sich daraus ergebenden Nutzen des Risikomanagements im Krankenhaus dar.

7.3 Risikoarten

Aus wirtschaftswissenschaftlicher Sicht lassen sich folgende Risikoarten unterscheiden:

- Unternehmensinterne und unternehmensexterne Risiken (z. B. man-
  gelnde Organisationsstrukturen, Insolvenz wichtiger Kunden)
- Funktionsbereichsbezogene Risiken (z. B. Beschaffungsrisiken, Tech-
  nologierisiken)
- Aktions- und Bedingungsrisiken – die Aktionsrisiken beeinträchtigen
  die Erfüllung von bewusst gesetzten Unternehmenszielen (z. B. falsche
  Produktstrategie)
- Randbedingungen (z. B. Verlust von Leistungsträgern)
- Primär- und Sekundärrisiken
- Normative, strategische und operative Risiken

Die Risikoarten sind nicht eindeutig abzugrenzen, sondern überschneiden sich oder bedingen sich gegenseitig. Alle diese Arten überschneiden
sich, so dass eine große Anzahl an Kombinationen existiert [Midden-
dorf, 2006b]. Brühwiler [2007] gruppiert die Risikoarten in folgende
Gefahrengebiete ein:

- strategische standortbetreffende Bedrohungen,
- die Bedrohungen aus der Führung und die personellen Ressourcen
  betreffend,

- operative im Leistungsprozess selbst und
- die finanziellen Bedrohungen rechtliche Anforderungen und Haftungsgrundlagen für Krankenhäuser.

Der Gesetzgeber hat das bewusste Managen von unternehmerischen Risiken im Gesetz zur Kontrolle und Transparenz im Unternehmensbereich (KonTraG; Vorschrift zum Risikomanagement für Unternehmen ab 1.5.1998; vergleichend hierzu § 91 des Aktiengesetzes (AktG) für Aktiengesellschaften: zur Verpflichtung ein unternehmensweites Früherkennungssystem für Risiken einzuführen) mit konkreten Forderungen hinterlegt. Dadurch sind vom Vorstand die zu tragenden Risiken der Geschäftsperiode aktiv mit Maßnahmen eines Risikomanagementsystems in die Unternehmensführung einzubeziehen. Es wird in folgende Aspekte gegliedert: Definition der Risikostrategie, Risikoidentifikation und Analyse, Risikobewertung, Risikosteuerung, Risikoüberwachung [Baehr/Debatin, 2010]. Grundsätzlich können Neuentwicklungen von Dienstleistungen oder Angebote für Krankenhäuser Patienten gefährden oder schädigen. Diese Aspekte müssen frühzeitig erkannt und unter Haftungs- und Risikogesichtspunkten bearbeitet werden. Die Besonderheiten der Krankenhaushaftung zeigen sich in den umfassenden gesetzlichen Regelungen, die kurz zusammenfassend dargestellt werden [Laufs, 2010]. Bei klinischen Risiken im Krankenhaus müssen die allgemeinen Anforderungen des Gesetzgebers in Bezug auf die konkrete Qualitätskontrolle und somit auf die Qualitätssicherung berücksichtigt werden. Dies soll eine Leistungskontrolle und auch die fortwährende Verbesserung der Leistungen des Krankenhauses ermöglichen. Die Anforderungen in Bezug auf die Qualitätssicherung im Krankenhaus sind in den §§ 135a sowie 137 SGB V geregelt. Der § 135a SGB V beinhaltet die Verpflichtung der Qualitätssicherung, § 137 SGB V die Qualitätssicherung bei zugelassenen Krankenhäusern.

Weiter ist zu beachten, dass eine Patientenschädigung im Rahmen der Behandlung gegebenenfalls haftungsrechtliche Konsequenzen für das betroffene Krankenhaus hat. Die haftungsrechtlichen Konsequenzen in Bezug auf das Arzthaftungsrecht lassen sich im Rahmen der Medizinschadenshaftung unterscheiden; einerseits in die Haftung aus Vertragsverletzung und andererseits in die Haftung wegen unerlaubter Handlung oder eines Delikts Die Haftung aus Vertragsverletzung bezieht sich auf das Schließen des Behandlungsvertrages. Bei Krankenhäusern sind diese Verträge fast ausschließlich Dienstverträge nach § 611 BGB. Hieraus folgt, dass eine Behandlung geschuldet wird, die zum Zeitpunkt ihrer Ausführung dem medizinischen Standard entspricht und kein Heilungserfolg geschuldet wird. Das heißt, das fachgerechte Bemühen um Heilung ist der Vertragsgegenstand. Somit haftet der Krankenhausträger für alle Fehlleistungen im Rahmen der Behandlung und der damit verbundenen Angebote und Konzepte. Dies gilt auch für die Fehlleistungen aller Mitarbeiter, die an der Behandlung beteiligt sind. Diese sind Erfüllungsgehilfen und können dem Träger nach § 278 BGB zugerechnet werden. Wird vom Patienten ein Krankenhausaufenthalt geplant, kommt ein sog. totaler Krankenhausaufnahmevertrag zwischen dem Patienten und dem Krankenhausträger zustande. Gegenstand des Vertrages sind alle erforderlichen Leistungen für den stationären Aufenthalt, wie Unterbringung, Verköstigung und ärztliche sowie pflegerische Behandlung. Gegen den behandelnden Arzt bestehen keine vertraglichen Ansprüche. So haftet der Krankenhausträger allein aufgrund des Vertragsrechts nach §§ 280, 278 BGB für seine Gehilfen (sämtliche Krankenhausmitarbeiter) und deliktrechtlich nach §§ 31, 89, 823, 831 BGB. Deliktrechtlich greift zusätzlich die Arzthaftung. Der Krankenhausträger schuldet die Leistung der pflegerischen untergeordneten medizinischen Dienste und der behandelnde Arzt die ärztliche Behandlung des Patienten.

7.4 Aktuelle Risikosituation im Krankenhaus

»Die Notwendigkeit eines Risikomanagement-Systems in Krankenhäusern gewinnt im Zeitalter der DRGs immer mehr an Bedeutung. Die Einführung des neuen Vergütungssystems erfordert eine Prozessoptimierung aller Abläufe im Krankenhaus, also der ökonomischen, finanzwirtschaftlichen und klinischen Abläufe« [Führing/Gaußmann, 2004, S. 65]. In diesem Zusammenhang werden folgende Risiken im klinischen Behandlungsprozess betrachtet: Bei der primären Risikoprävention steht die Vermeidung des Neuauftretens einer Krankheit im Fokus. Als sekundäre Risiken werden Risikopersonen betrachtet, bei denen Risikofaktoren bestehen (z. B. Beeinträchtigung des Immunsystems, Infektionsverbreitung) und sie daher in der potenziellen Gefahr stehen, zu erkranken. Unter den Begriff der tertiären Risikoprävention fallen Maßnahmen, die dazu dienen eine Schadensbegrenzung bei vorliegender Erkrankung zu erzielen (z. B. Verlust von Körperfunktionen). So sollen z. B. durch die ambulante und stationäre Rehabilitation der Krankheitsverlauf und die Krankheitsfolgen abgemildert werden. Im Rahmen der Teilhabeorientierung sollte damit eine optimale Rückführung in das häusliche Umfeld und in die Gesellschaft ermöglicht werden. Im Krankenhaus steht die Absicherung von primären und sekundären medizinischen Risiken im Vordergrund. Durch geeignete Vorbeugung sollen Gefahren abgewendet und das Schadensauftreten durch die Krankenhausbehandlung gering gehalten werden. Dennoch kommt es immer wieder zu Schadensfällen. Bereits im Jahr 2001 weist das Robert-Koch-Institut in seinem Bericht auf eine nicht unbeträchtliche Anzahl an medizinischen Behandlungsfehlern hin. Jährlich werden in Deutschland rund 40 000 Behandlungsfehler vermutet und die anerkannten Schadenersatzfälle werden auf 12 000 geschätzt. Die anerkannten Schadenersatzfälle betrafen zu 44 % die kleinen Krankenhäuser (weniger als 200 Betten), zu 30 % die mittleren (200–500 Betten) und zu 29 % die großen Krankenhäuser (über 500 Betten) [Hansis, 2001]. Demnach ist die Schadensverteilung unterschiedlich. Als Gründe für erhöhte Risiken im Krankenhaus werden in diesem Zusammenhang genannt:

- Der medizinische Fortschritt und die damit verbunden Erwartungen der Patienten auf vollständige Heilung oder konkrete Verbesserung der Krankheitssituation
- Größeres Selbstbewusstsein des Patienten, die dadurch den Arzt für einen vermeidlichen oder wirklichen Behandlungsfehler zur Verantwortung ziehen

- Verknappung der zur Verfügung stehenden finanziellen Ressourcen [Bernsmann, 2002a]

In Deutschland gibt es derzeit noch kein zentrales Register für medizinische Behandlungsfehler. Dennoch werden schon sehr früh konkrete Zahlen und Kosten bzgl. Behandlungsfehler beschrieben.

Die Veränderungen und Einschränkungen im Gesundheitswesen lassen darauf schließen, dass diese Grunddaten sich wahrscheinlich nicht reduziert, sondern erhöht haben. Die Auswirkung der DRG-Einführung in Deutschland wurde hinsichtlich der Behandlungsverläufe untersucht und bestätigt diese Annahme. In der REDIA Studie werden beispielsweise die Auswirkungen der DRG-Einführung auf die medizinische Rehabilitation untersucht. Die Ergebnisse dieser medizin-ökonomischen Langzeitstudie im Zeitraum 2003–2011 zeigen auf, dass die DRG-Einführung die Rehabilitation qualitativ, mengen- und kostenseitig beeinträchtigt hat. Mit der Verkürzung der Akutbehandlung zeigte sich eine Steigerung des Rehabilitations- und Nachsorgebedarfs [von Eiff, 2011]. Die Studie verdeutlicht, dass dadurch Risiken in der Akutbehandlung und im Rehabilitationsprozess entstehen.

7.5 Krankenhausrisiken aus Sicht der Versicherungen

»Stetig steigende Schadenszahlen und -aufwendungen weisen darauf hin, dass in Zukunft Heilwesenschäden (alle Schäden, die durch Berufsgruppen Ärzte, Pflege und Verwaltung verursacht werden) für die Krankenhäuser nicht mehr finanzierbar sein werden, sofern keine Interventionsmaßnahmen zur Reduzierung höherer Prämien erfolgen. Die in Krankenhäusern für die Leistungserbringung begrenzt zur Verfügung stehenden Ressourcen müssen auch, bedingt durch einschneidende Veränderungen des Finanzierungssystems, effizient eingesetzt werden« [Bernsmann, 2002, S. 9].

7.6 Konsequenzen für die Anwendung der QFD-Methode im Krankenhaus

Das Arbeiten mit Menschen am Menschen im Krankenhaus führt immer wieder zu Risiken und Fehlern. Diese entstehen vor allem in der direkten Patientenversorgung und in Behandlungsverläufen durch eine Nichteinhaltung von Vorgaben/Richtlinien, Informationsdefizite, unvollständige Dokumentation, Bedienungsfehler durch Anwender etc. »Als Ursache für Fehler werden unter anderem immer wieder Kommunikationsmängel als auch System- oder Koordinationsfehler angegeben und festgestellt. Fehler mit unterschiedlichsten Ausprägungen treten in allen Abteilungen auf: Von der zentralen Notaufnahme, der Chirurgie, Anästhesie, Inneren Medizin, Gynäkologie, Geburtshilfe bis hin zur Neonatologie« [Teubel, 2010, S. 17]. Daher stehen die Haftpflichtversicherer aus betriebswirtschaftlicher Sicht unter Druck, ihre Versicherungen vorausschauend anzupassen. Die Krankenhäuser sehen sich zunehmend Patientenforderungen und der Gefahr von Imageschäden ausgesetzt. Die zunehmende Überalterung der Gesellschaft und die damit steigenden Patientenzahlen in der Krankenhausbehandlung führen dazu, dass immer mehr Versicherungsleistungen in Anspruch genommen werden, einerseits durch Patienten und andererseits seitens der Krankenhausmitarbeiter zur juristischen Absicherung und Prävention von Haftungsklagen. Zur Vermeidung potenzieller Fehler wird eine systematische Bearbeitung mittels eines Risikomanagements auch schon bei der Neu- und Weiterentwicklung von Angeboten und Konzepten erforderlich. Die aktuelle Diskussion über die Auftretenswahrscheinlichkeit von Fehlern im Krankenhaus und die bestehende Verpflichtung zum klinischen Risikomanagement bestätigen die Notwendigkeit und somit auch die Relevanz, diese bei Dienstleistungsentwicklungen für das Krankenhaus im Besonderen zu betrachten und einzubeziehen. Die Kunden, die Dienstleistungsangebote von Krankenhäusern in Anspruch nehmen, sind hier die Risikoträger. Sie sind potenziell gefährdet, einen Schaden zu erlangen oder davon betroffen zu sein [Middendorf, 2006]. Die Kunden, die Dienstleistungsangebote von Krankenhäusern in Anspruch nehmen wollen, erwarten eine qualitativ hochwertige, sichere Behandlung, die ein konkretes Ziel (z. B. die Geburt eines Neugeborenen) bzw. einen bestmöglichen Heilungsprozess sicherstellt. Eine Aussage von Bernsmann verbindet diese Aspekte mit dem praktischen Qualitätsdenken in Krankenhäusern: »Wer auch immer es ernst meint mit dem Qualitätsmanagement im Gesundheitswesen, muss die Erwartungen, Bedürfnisse und Urteile der Klienten, Patienten, Kunden erfragen, sie ernst nehmen, analysieren und in seine Entscheidungen einfließen lassen« [2002, S. 9].

Aus der soeben beschriebenen Darstellung ergab sich die Relevanz und der erforderliche Handlungsbedarf, das Vorgehen der klassischen QFD-Methoden für Krankenhausanwendungen hinsichtlich klinischen Risikomanagements weiterzuentwickeln und diesen Aspekt zu fokussieren.

8 Praxisleitfaden: Adaptierte QFD-Methode für Krankenhäuser

8.1 Relevanz des Praxisleitfadens

Die QFD-Methode wurde für den Krankenhausbereich unter der Berücksichtigung des klinischen Risikomanagements adaptiert und prototypisch angewendet (▶ Abb. 15). Bei der praktikablen Verwendbarkeit der QFD-Methode kommt es auf die systematische Bearbeitung von Patientenwünschen und deren medizinische Vertretbarkeit an. Zudem ist die Verknüpfung einer geeigneten Risikoeinschätzung von neuen Angeboten im gesamten Krankenhauskontext notwendig. In dem adaptierten Verfahren wurden zusätzliche Risikobewertungen der Machbarkeit von Kundenwünschen aus medizinischer Sicht in den Entwicklungsprozess und in den Lösungsprozess integriert. Mit dem daraus abgeleiteten Praxisleitfaden wurde erreicht, dass eine adaptive QFD-Methodik für Krankenhäuser bei Neuentwicklungen und Neukonzeptionen als neuer Methodenpool verwendet werden kann.

8.2 Inhaltlicher und methodischer Erkenntnisgewinn

Durch die Weiterentwicklung werden besondere Krankenhausbedingungen schon während der Konzeptionierung in die Entwicklungsarbeit integriert. Mit der Bereitstellung des adaptiven QFD-Instruments wird die bisherige industrielle Anwendung der QFD-Methodik im Kranken-

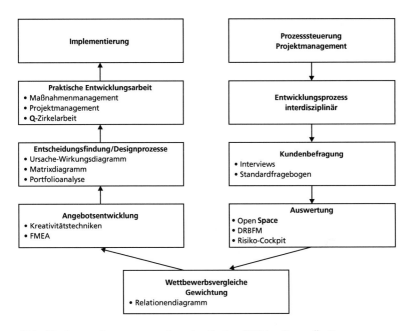

Abb. 15: Anwendungsprozess der adaptierten QFD im Gesundheitswesen

haus ermöglicht und unter Einbeziehung der besonderen Risikoarten verwendbar. Die hieraus entstandene adaptierte QFD-Methode wird als Praxisleitfaden für kundenorientierte Entwicklungsprojekte im Krankenhaus einsetzbar.

8.3 Praktischer Nutzen

Unter der Anwendung der adaptierten QFD-Methode lässt sich im Krankenhaus die Konzeption und Neuentwicklung neuer Angebote/ Dienstleistungen unter Risikogesichtspunkten systematisch und erfolgreich entwickeln. Hierbei wird das Prinzip der Kundenorientierung und des Risikomanagements praktisch umsetzbar. Im Rahmen dieses Pra-

81

xisleitfadens erfolgt die Adaptation der QFD-Methode unter Einbeziehung eines Risiko-Cockpits für Krankenhäuser und der entwicklungsbegleitenden Kreativitätsmethode Design Review Based on Failure Mode (DRBFM) (▶ **Kap. 9**). Alle Neuentwicklungen und Arbeitsergebnisse dienen den zukünftigen Patienten und Interessenspartnern in Krankenhäusern. Damit verbunden kann sich ein höherer Patientenzulauf ergeben. Durch die erforderliche innovative Mitarbeit der beteiligten Berufsgruppen kann eine hohe Motivation und Mitarbeiterzufriedenheit durch die Projektarbeit erzielt werden.

8.4 Methodische Grundlagen der entwickelten adaptierten QFD-Methode

Das folgende Hauptkapitel setzt sich mit der schrittweisen Darstellung der adaptierten QFD-Methode für ein Entwicklungsprojekt auseinander. Die Grundlagen der QFD-Methode ist, wie bereits im theoretischen Teil beschrieben, eine systematische Vorgehensweise in der Entwicklungsplanung einer Dienstleistung und/oder eines Produktes. Das zentrale Arbeitsinstrument ist neben dem Qualitätsentwicklungsteam das das gesamte Projekt begleitende House of Quality (HoQ). In dieser Arbeitsmethode werden Kundenwünsche kontinuierlich in Blick genommen, zusammengeführt, Kundenanforderungen gewichtet und daraus Angebotsmerkmale im Gesamtprozess definiert. Die Grundidee der Fokussierung von Kundenwünschen wird in ▶ **Abb. 16** dargestellt. Pfeile in ▶ **Abb. 16** zeigen zum einen die horizontale Hauptachse, die auf den Markt, d. h. auf den Kunden ausgerichtet ist und zum anderen die vertikale Achse, die anzeigt, wie das Unternehmen die Forderungen des Kunden erfüllen will. Für die Anwendung ist es unerlässlich, den bewussten Bedarf für die bestehenden Dienstleistungen herauszufinden und den unbewussten Bedarf für zukünftige Dienstleistungen zu entdecken sowie die Prioritäten der Bedürfnisse zu erkennen. Potenzielle Patientinnen und ihre Angehörige erwarten heute mehr. Die Kunden (im

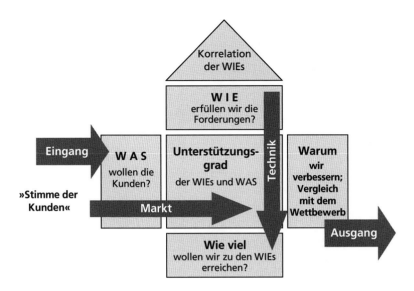

Abb. 16: House of Quality (HoQ) in Anlehnung an Saatweber

Krankenhaus: Patienten, Angehörige, einweisende Ärzte und Kostenträger) definieren, was für sie Qualität ist und welche Anforderungen die Dienstleister zu erfüllen haben. Erfüllt das Krankenhaus diese Bedürfnisse, dann fühlen sich die Interessenten gut bedient und wählen das Krankenhaus für geplante Aufenthalte.

Das ursprüngliche industrielle HoQ wird im QFD-Prozess als zentrales Instrument im Entstehungsprozess eingesetzt und in den Schritten an die Krankenhauserfordernisse angepasst. Methodisch werden aus dem Risikomanagement neue Arbeitsmethoden in das Vorgehen einbezogen.

8.5 Einführung in die Phasen der adaptierten QFD-Methode

Das adaptierte QFD-Vorgehen für das Gesundheitswesen unterscheidet sich vom industriellen Vorgehen und ist in elf Schritten methodisch auf-

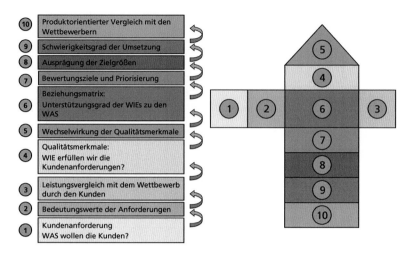

Abb. 17: Die QFD-Schritte im industriellen House of Quality [DGQ-Band 13–21, 2001, S.22]

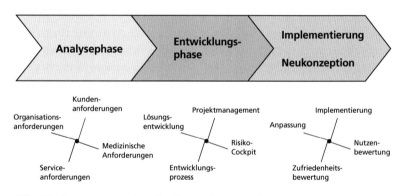

Abb. 18: Gesamtprozess im adaptierten QFD-Vorgehen

gebaut. Die Schritte werden nacheinander in einem Entwicklungsprojekt bearbeitet und praktisch umgesetzt (▶ **Abb. 18**).

Aufgrund der damit verbundenen Systematik kann für das praktische Vorgehen abgeleitet werden, wie jeder Teilschritt bearbeitet und entwickelt wird. Das hierzu entwickelte Risiko-Cockpit ist methodisch eingebunden und beschrieben.

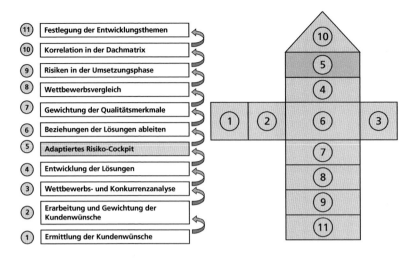

Abb. 19: Die adaptierten Schritte im House of Quality

8.5.1 Umsetzung Praxisschritt 1: Ermittlung der Kundenwünsche

Entwicklungsprozesse sind in allen Branchen sehr komplex und müssen gezielt gesteuert und geführt werden. Ein erfolgversprechendes Vorgehen ist in Projekten zu planen, die Ausführungen zu kontrollieren und bei Bedarf Maßnahmen einzuleiten. Im Entwicklungsprozess ist es wesentlich, die interne Überprüfung der einzelnen Phasen durchzuführen und bei Abweichungen steuernd einzuwirken. Zur Entwicklung einer neuen Dienstleistung im Gesundheitswesen wird ein interdisziplinäres berufsgruppenübergreifendes Projektteam empfohlen, das systematisch alle Schritte gemeinsam bearbeitet. Dazu muss ein Projekt ausgehend von den Verantwortlichen einberufen und verabschiedet werden. Der Projektleiter und ein berufsgruppenübergreifendes Projektteam werden bedarfsorientiert mit einer konzeptionellen Entwicklung klar beauftragt und erhalten die damit verbundenen Ressourcen und Befugnisse. Zur Klärung des Auftrags und der Rahmenbedingungen für das Projektmanagement sollte ausreichend Raum gegeben werden.

85

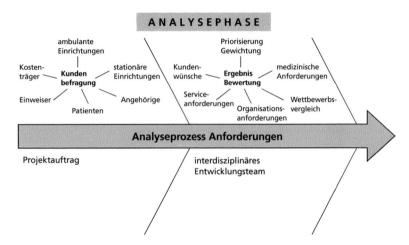

Abb. 20: Analyseprozess im adaptierten QFD-Prozess

Nach Klärung und Definition des Projekts beginnt die erste Phase. Hierzu werden vorbereitend zu Beginn folgende Fragen bearbeitet und im interdisziplinären Team geklärt:

• Wer sind unsere Kunden und was erwarten sie von uns?
• Wer sind weitere Interessierte?
• Woran messen wir die Zufriedenheit unserer Kunden?
• Welche Erwartungen werden vermutlich an uns gestellt?
• Wie erfüllen wir derzeit die Erwartungen?
• Wie sieht die neue Dienstleistung aus, mit der wir zukünftige Erwartungen erfüllen wollen?
• Welche Kunden/Interessensgruppen sollen befragt werden?

Nach diesem Klärungsprozess beginnt der erste Schritt des HoQ ausdrücklich bei den Kunden [Clausing, 1995], praktisch im Rahmen einer gezielten Kundenbefragung in der festgelegten Kundengruppe. Die zentrale Frage hierbei ist, herauszufinden, welche Qualitätsansprüche diejenigen stellen, die die neue Dienstleistung später erhalten sollen. Also: Was wünschen die Patienten, Interessierten, einweisenden Ärzte, Kostenträger und die Umwelt?

Nach Festlegung des Kundenkreises wird eine Datenerhebung durchgeführt. Bei der Auswahl der zu befragenden Kundengruppe muss im Vorfeld die Population festgelegt und vereinbart werden. Diese könnte sich beispielsweise zusammensetzen aus: stationäre, ambulante Patienten, Krankenkassenvertreter, Mitarbeiter des Bereichs, unabhängige Interessierte außerhalb der Einrichtung, niedergelassene Kooperationspartner, unterstützende Dienstleister oder Lieferanten. Die Auswahl kann somit anhand der Aufgabenstellung zufällig und freiwillig erfolgen. Die Befragung und direkte Dokumentation muss zeitnah in den Interviews erfolgen. Zur Absicherung der Untersuchung sollte ein Befragungszeitpunkt (Zeitfenster) als Rahmen festgelegt werden. Die Stichprobengröße der an der Befragung teilnehmenden sollte repräsentativ sein (empfehlenswert erscheint mind. N = 50). Zur Erfassung der »Stimmen der Kunden« sind Verfahren geeignet, die die Befragten motivieren, ihre Meinungen und Eindrücke unbefangen zu äußern. Es bieten sich mehrere Vorgehensweisen an, deren Vor- und Nachteile abzuwägen sind, wie z. B. teilstrukturierte schriftliche Fragebögen, persönliche Interviews, Telefon-Interviews oder Kundenforen [Kiehne, 2005]. Schriftliche Erhebungen haben den Vorteil, dass die persönliche Betreuungszeit während der Erhebung nicht so hoch ist. Jedoch bleiben die Effekte der Zusatzinformationen, die sich während eines Interviews entwickeln können, ungenutzt. Empfohlen werden persönliche Interviews. Der entwickelte Fragebogen sollte mittels Pretests anhand zufällig ausgewählter Probanden und einer Verständlichkeitsprüfung auf Validität und Reliabilität überprüft werden. Für den Interviewfragebogen können je nach Auftrag übergeordnete qualitative Merkmale festgelegt werden. Diese könnten sich z. B. auf die Rahmenbedingungen (Räumlichkeiten, Prozessablauf, Service etc.) beziehen.

Die direkte Kundennähe sollte der persönlichen Erläuterung und Anleitung in der Erhebung und somit zur Gewinnung einer möglichst hohen Anzahl und vielfältiger Kundenwünsche dienen. Die Kundenanforderungen werden somit ermittelt und die Ergebnisse stellen die weiterführende Arbeitsgrundlage für das Gesamtprojekt dar. Die darauf aufbauende Evaluation folgt über die Zusammenführung der durch die Befragten gewichteten Nennungen. Aus diesen Daten wird eine Häufigkeitsanalyse erstellt. Die ermittelten konkreten Kundenwünsche und die Wichtigkeit der Kriterien für die Befragten geben Hinweise auf die Priorität der Bearbeitung. Die persönlichen Kommentare der Kunden im Rahmen der Interviews sind die Grundlage für die Weiterbearbeitung. Die aus den Umfragen resultierenden Anforderungen werden in die dafür vorgesehenen Zeilen des HoQ eingetragen.

Die Evaluation erfolgt anschließend in drei Abschnitten: Methodisch wird jede Nennung der Befragten erfasst, gewichtet und anschließend wird eine Häufigkeitsanalyse erstellt [Fahrmeir, 2005].

Beispiel:

Auszüge aus exemplarischer Kundenbefragung		Wichtigkeit weniger – sehr hoch				
Antworten	**Anzahl**	**1**	**2**	**3**	**4**	**5**
Telefonische Erreichbarkeit rund um die Uhr	12					X
Diskretion, Abschirmung vor anderen	3					X
Bereitstellung eines Selbstkontrollsystems	1			X		
Internetanschluss WLAN in allen Räumen	3			X	X	
etc.						

Die erfassten Wünsche und deren Wichtigkeit werden im Fragebogen nach Bewertungskategorien 1–5 (gering = 1/hoch = 5) ermittelt und dokumentiert. Anschließend werden die Daten zusammengefasst und den Hauptkategorien zugeordnet. Es folgt hiernach die Auswertung. Dazu eine Zählung anhand der Nennungen, Sortierung nach Wichtigkeit, Errechnung des Prozentsatzes der Verteilung in den Kategorien und abschließende Visualisierung. Aufgrund der durchgeführten Kundenbefragung ergeben sich aus den genannten Kundenwünschen entsprechende Gruppierungen. Diese sind beispielsweise

• Angebotsspezifische Wünsche (medizinische, pflegerische oder sonstige),
• Ablauf der Dienstleistung (Planung, Durchführung, Erreichbarkeit),
• Weitere Betreuungsprozesse (Beratung, Schulung),

- bauliche Maßnahmen, Privatsphäre (Abschirmung, Begleitpersonen),
- Mitversorgungsmöglichkeiten (Speisen- und Getränke),
- Informationsvermittlung (Kommunikation, Medieneinsatz),
- Autonomie und Selbstbestimmung (Kontrollsystem zur Selbstüberwachung) etc.

Die Datenermittlung ist zeitaufwändig und kann zwischen einem bis drei Monate Zeit beanspruchen. Im Projekt muss dieses je nach Entwicklungsauftrag zeitlich und personell gut geplant werden. Die Kommentare der Kunden im Rahmen der Interviews sind zentrale Grundlage für die Weiterbearbeitung.

8.5.2 Weiterbearbeitung der Befragungsergebnisse

Der gesamte QFD-Prozess wird in Teamarbeit in allen weiteren Schritten gemeinsam umgesetzt. Hierzu sollte ein »Entwicklungsteam« gegründet werden, das sich aus fachlichen Vertretern aller Berufsgruppen des geplanten Entwicklungsauftrags zusammensetzt. Die internen Treffen sollten in der Regel monatlich über einen Zeitraum von ca. sechs Monaten stattfinden. Wird nach der vollständigen Befragung eine Klausurtagung (z. B. zweitägig) ermöglicht, führt dies zu einer Beschleunigung der Angebotsentwicklung.

Die Ergebnisse der Kundenwünsche werden nach Aufbereitung detailliert mit allen Vertretern der Berufsgruppen und Verantwortlichen besprochen.

Die systematische Analyse der zusammengeführten Kundenwünsche im Entwicklungsteam ist der erste zentrale Arbeitsschritt im HoQ, mit dem der eigentliche QFD-Prozess beginnt.

8.5.3 Umsetzung Praxisschritt 2: Erarbeitung der Kundenwünsche

Die »Stimme der Kunden« aus den externen und internen Kundenumfragen bildet den Eingang in das HoQ. Die erhobenen Kundenwünsche und deren Gewichtung werden in die Tabelle eingetragen und anschließend im Team hinsichtlich Gewichtung analysiert. Alle Daten

Tab. 2: Exemplarische Gewichtung der Kundenwünsche

Rang/Gewichtung Kundenwünsche ↓	Zeilennummer	Gewichtung
Anleitung und Beratung im selbstständigen Vorgehen	1	20
Geplantes Vorgehen in der Betreuung	2	15
Beaufsichtigung Begleitkinder	3	60
Informationstransfer über Medien	4	12
Räumliche Trennung von Mitpatienten	5	12
Individuelle Stillanleitung jederzeit	6	15
Vermittlung von Praxistipps für Zuhause	7	30
Abgeschirmtes Stillen	8	8
Verpflegungsangebote für Besucher	9	20
Ernährungsberatung	10	16

werden visualisiert und in eine vorbereitete Excel-Datei eingegeben. Die Nennungen werden in die linke Spalte eingetragen und danach aufgrund der Kundengewichtung sortiert. Die ermittelten Kundenanforderungen werden im HoQ nach Priorität gewichtet.

Eine typische QFD-Anwendung enthält 30–100 Kundenanforderungen (Wünsche). Da der Kunde jeder Anforderung einen unterschiedlichen Nutzen zuordnet, werden die Anforderungen gewichtet. Die Messung der Kundenanforderungen und die dazugehörige Gewichtung können auch durch verschiedene Marktforschungsmethoden, wie der Analytik Hierarchy Process bzw. mittels Varianten der Conjoint-Analyse, vorgenommen werden [Backhaus, 2006].

8.5.4 Umsetzung Praxisschritt 3: Wettbewerbs- und Konkurrenzanalyse

In diesem Schritt wird ein Vergleich zu den anderen Anbietern und Einrichtungen vorgenommen. Hierbei geht es darum, zu erfahren, wie die

Kundenwünsche im Verhältnis zur Konkurrenz beantwortet werden. Es folgt somit die Ermittlung, wie und wodurch Konkurrenten die Kundenwünsche eventuell heute schon beantworten und in Angeboten repräsentieren. Nach der Recherche werden die subjektiven Informationen und Meinungen der Mitarbeiter und der Kunden besprochen und bewertet. Mit diesem Schritt werden Vergleiche mit Konkurrenzangeboten und für Konzepte mögliche Hinweise auf eventuelle Verbesserungen gegeben. Für die Bewertung eignet sich eine Skala von 1 (die Eigenschaft ist schlechter als beim »Wettbewerber«) bis 5 (die Eigenschaft ist besser als beim »Wettbewerber«). Die ermittelte Einschätzung wird ebenfalls in das HoQ eingetragen.

Matrix Wettbewerbsvergleich

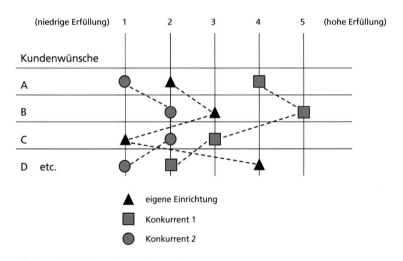

Abb. 21: Beispiel Wettbewerbsmatrix

Stellt sich beispielsweise heraus, dass eine vom Kunden als wichtig empfundene Eigenschaft durch keinen Wettbewerber bislang befriedigt wurde, sollte die Einrichtung sich verstärkt den mit dieser Kundenanforderung korrespondierenden Möglichkeiten und technischen Parametern zuwenden, da diesen ein Beitrag zur Realisierung eines zukünftigen Wettbewerbsvorteils aus Kundensicht zugeschrieben werden kann.

8.5.5 Umsetzung Praxisschritt 4: Entwicklung der Qualitätsmerkmale und Lösungen

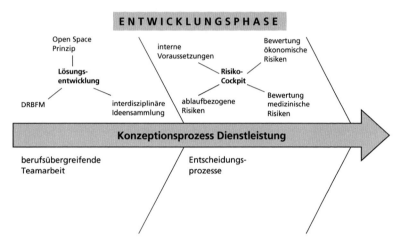

Abb. 22: Entwicklungsphase im adaptierten QFD-Prozess

Nachdem die notwendigen Informationen über die Kundenwünsche vorliegen, beginnt die Arbeit der Lösungs- und Angebotsentwicklung. Es werden im interdisziplinären Team Lösungsideen zu den benannten Kundenwünschen generiert und zusammengeführt. Mithin werden die Qualitätsmerkmale für die Angebotsgestaltung festgelegt, die zur Erfüllung einer Kundenanforderung beitragen, mit anderen Worten: Die subjektiven Kundenanforderungen wurden in objektiv messbare Parameter übertragen. Eine Möglichkeit besteht darin, aus der Menge der Kundenanforderungen mittels Moderationstechniken wie Brainstorming, Open-Space-Technik und Fragetechniken das Expertenwissen zu entwickeln.

Dazu können gruppierte Kundenwünsche als Überschriften auf Moderationswände geschrieben werden und in einem offenen Raum ausgestellt werden. Jeder, der eine Lösungsidee erkennt, trägt diese dann auf die Moderationswand ein. Hieraus ergibt sich eine Mischung unterschiedlicher Ideen und Aspekte für neue Angebote. Die Kreativität und gegenseitige Ergänzung der Teams ist mit diesem Vorgehen in der Regel sehr überzeugend.

8.5.6 Umsetzung Praxisschritt 5: Risikobewertung

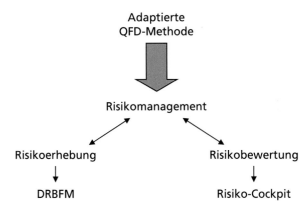

Abb. 23: Integriertes Risikomanagement im adaptierten QFD-Prozess

Risikosammlung mittels Design Review based on failure Modes: DRBFM-Methode

Ist die Ideensammlung für Lösungsideen abgeschlossen, beginnen der nächste Entwicklungsschritt und die erste Phase der Risikobewertung. In der adaptierten QFD-Methode finden zunächst eine Risikoerhebung und eine Risikobewertung statt (► **Abb. 23**). Dazu findet im interdisziplinären Team eine neutrale Sammlung möglicher Gefahren, Risiken und Fehler zu den jeweiligen Lösungsideen statt. Diese werden auf den Moderationswänden auf kleine Klebezettel geschrieben und aufgeklebt. In dieser Phase muss dem Teamarbeitsprozess genügend Zeit und Raum gegeben werden. Idealerweise wird in dieser Phase nicht gesprochen, sondern nur gesammelt. Die Grundlage dieser Methode ist dir Ansatz der Fehlerprävention. Die ursprüngliche Kernmethode liegt in der japa-

93

nischen Philosophie Mizen Boushi, die auch GD-Cube (GD3) genannt wird [Dippe, 2008b]. Sie greift die Probleme in den frühen Phasen des Produktentstehungsprozesses auf, um potenzielle Fehler zu stoppen und Schwierigkeiten schon im Vorfeld zu verhindern. Dazu dient ein kreativer Gedankenaustausch, welcher methodisch durch Formblätter und Fragetechniken unterstützt und geleitet wird. Das Vorgehen im Design Review Based on failure Mode (DRBFM) als Teilbereich des GD3-Ansatzes ist bestrebt, ein hohes Maß an Übernahmefähigkeit von Produkten, Prozessen und Konzepten schon im Vorfeld im frühen Entwicklungsprozess zu erreichen. Sie bildet die Basis für ein strukturiertes Vorgehen, bei dem Änderungen durch Vergleiche mit bereits entwickelten und evaluierten Angeboten oder Produkten auf mögliche Fehler analysiert werden. Die Methode ist ein präventiver Ansatz der Fehlervermeidung. Sie wurde in der Automobilindustrie bei Toyota von Prof. Tatsuhiko Yoshimura entwickelt. Sie werden wie folgt interpretiert:

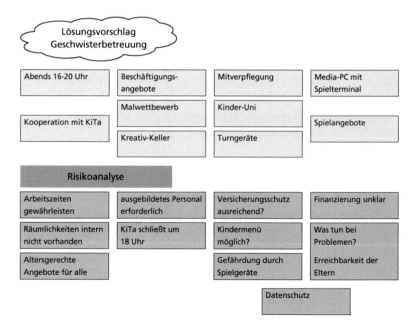

Abb. 24: Beispiel DRBFM im Entwicklungsprozess

Good Design soll ein im Vorfeld stabiles, kundenorientiertes Produkt oder Dienstleistungsangebot erarbeiten. In der anschließenden Phase der Good Discussion werden Lösungen bereichsübergreifend hinsichtlich Fehlermöglichkeiten betrachtet. Hierbei arbeiten alle am Projekt involvierten Mitarbeiter zusammen. Es führt im Ergebnis zu einer Auswahl von Lösungsvorschlägen, die weiter bearbeitet werden können.

Im GD3-Konzept hat das frühzeitige Zusammenwirken aller in der Produktentwicklung beteiligten Spezialisten eine Schlüsselfunktion. [Brunner, 2011]

Nach der Sammlung möglicher Risiken folgt die Gruppierung in relevante Risikoarten. Aus diesen Inhalten folgt dann die berufsgruppenbezogene Risikobearbeitung im Risiko-Cockpit.

Risikobewertung mittels Risiko-Cockpit

Aus den Erkenntnissen der praktischen QFD-Umsetzung im Krankenhaus und den damit verbundenen Erfordernissen hat die Verfasserin die adaptierende Methode für den QFD-Prozess entwickelt: das Risiko-Cockpit. Im diesem adaptierten Vorgehen mit dem Risiko-Cockpit wird der präventive Ansatz des Risikomanagements gewählt. Dieser ist auf dem inhaltlichen Schwerpunkt der Früherkennung von Gefahren begründet. Hierbei werden vermutete Risiken einer Lösungsidee hinsichtlich verschiedener Aspekte gleichermaßen betrachtet und angezeigt. Auf der Grundlage der methodischen Prinzipien der umfassenden Betrachtung aller Sachverhalte einer Lösungsidee ist es ebenfalls möglich, verschiedene Risiken und deren eventuelle Auswirkungen schon im Entwicklungsprozess einer Dienstleistung einzuschätzen und zu analysieren. Aus diesen Erkenntnissen heraus ist das Risiko-Cockpit in der Anwendung auch auf alle relevanten Aspekte in Gesundheitseinrichtungen ausgerichtet. Das hierzu entwickelte Risiko-Cockpit ermöglicht eine umfassende Risikoeinschätzung der bestehenden Risikoarten. Es wird hierbei die entwickelte Lösungsidee zu den Kundenwünschen hinsichtlich ihrer damit verbundenen Risiken und ihrer Wahrscheinlichkeit beleuchtet und bewertet. Im interdisziplinären Teamprozess werden die entwickelten Lösungsvorschläge vorbereitend hinsichtlich ihrer Gefahren und Risiken methodisch bearbeitet. Jede Berufsgruppe wird

95

aufgefordert, aus ihrer Sicht die verschiedenen Risikoarten und deren Auswirkungen einzuschätzen und die damit verbundenen Gefahren einzustufen, dies bezogen auf: den medizinischen Behandlungsprozess, die Abläufe im Krankenhaus, ökonomische Risiken/Finanzierung und mögliche Haftungsrisiken. Die identifizierten Risiken werden dann hinsichtlich der Schadensfolge eingeschätzt und mögliche Maßnahmen zur Risikoreduzierung erarbeitet. Hierbei besteht für Gesundheitseinrichtungen eine hohe Relevanz. In der Krankenhausbehandlung gibt es Risiken, die bei einer Eintrittswahrscheinlichkeit von < 1 % nicht akzeptiert werden können, da Todesfolge eintreten kann. Daher ist auch eine geringe Eintrittswahrscheinlichkeit in diesen Fällen nicht akzeptierbar. Es resultiert hieraus eine Vorentscheidung der jeweiligen Berufsgruppe, ob ein Risiko bzw. ein Lösungsvorschlag akzeptiert werden kann. Diese Informationen fließen dann in den weiteren Entscheidungsprozess der Leitungsverantwortlichen im Krankenhaus ein, die im Bedarfsfall eine juristische Prüfung hinsichtlich der Versicherbarkeit eines Risikos vornehmen. Das Risiko-Cockpit endet dann mit einer konkreten Freigabe eines Lösungsvorschlags oder einer frühzeitigen Beendigung durch die Verantwortlichen. Die freigegebenen Lösungsideen werden dann im QFD-Prozess weiter bearbeitet. Im praktischen Vorgehen werden anhand der zusammengetragenen Lösungsideen zu den jeweiligen Kundenwünschen verbundene Risiken gesammelt, bewertet und diskutiert. Es findet zu jeder Lösungsidee ein Designreview und eine gezielte Risikobewertung anhand gleicher Kriterien statt. Es wird hierbei die differenzierte Bewertung in allen relevanten Aspekten im Vorfeld einer Konzipierung von Lösungsideen hinsichtlich der Risiken zusammengeführt und somit ein Gesamtrisiko geprüft.

Auf dieser Basis entsteht eine sachliche Entscheidungsgrundlage für die Verantwortlichen. Diese entschieden dann, ob die erkannten Risiken getragen, mittels Konzepten abgesichert oder eventuell versichert werden können. Im Weiteren wurden nur freigegebene Lösungsideen bearbeitet und konzipiert. Im Rahmen einer Risikokonsolidierung können somit Teilrisiken im Gesamtkontext bewertet werden [Brühweiler, 2001]. Zeigt das Risiko-Cockpit einer Lösungsidee zu viele Gefahrenpunkte im Rahmen der Früherkennung auf, kann eine Weiterbearbeitung schon in dieser frühen Phase gestoppt und verworfen werden.

Risiko-Cockpit

• Lösungsvorschlag: _____

• Damit verbundenes Risiko:

• Risikoart/Auswirkung auf:
   ☐ medizinischer Behandlungsprozess
   ☐ Abläufe Krankenhaus
   ☐ ökonomisches Risiko/Finanzierung
   ☐ Haftung (Organisation/Arzt)

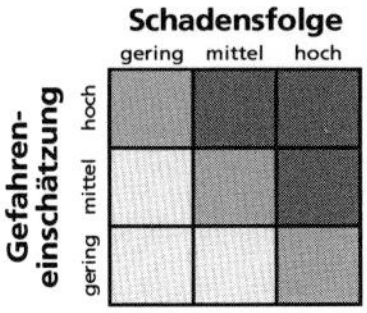

• Erforderliche Maßnahmen zur Risikoreduzierung:
   ☐ keine
   ☐ folgende: _____

Schadensfolge
gering mittel hoch

Gefahren-einschätzung
gering mittel hoch

• Akzeptanz des Risikos:
   - ärztlicher Dienst: ☐ ja   ☐ nein
   - andere Berufsgruppe: _____ ☐ ja   ☐ nein

• Juristische Prüfung
   - Versicherungsschutz erforderlich   ☐ ja   ☐ nein
   - Versicherungsschutz möglich   ☐ ja   ☐ nein

Freigabe: ☐ ja   ☐ nein

(Datum, Unterschrift)

Abb. 25: Auszug aus dem Risiko-Cockpit-Vorgehen

Tab. 3: Freigegebene Lösungsideen

Lösungsvorschläge/ Ideen										
	Gewichtung	Interdisziplinäres Stillkonzept	Geschwister-Kurse	Wahlleistung Hebammenstunde	Kinderclub mit Betreuung	Spielecke/-möbel Aufenthaltsraum	Familienraum/ Besucherraum	Betreuungsperson nach Hause	Väterkurse	Servicepersonal	Familienzentrum
Spaltennummer		1	2	3	4	5	6	7	8	9	10

97

Dadurch können unnötige Entwicklungsarbeit sowie nutzlose Projektzeit und betriebliche Kosten eingespart werden. Der damit verbundene kommunikative Teamprozess ermöglicht zu einem sehr frühen Zeitpunkt eine Konsensfindung bzgl. der Entscheidungen. Es wird dadurch möglich, das Dienstleistungsangebot hinsichtlich der Kundenanforderungen unter Berücksichtigung des unternehmerischen und klinischen Risikomanagements zu entwickeln und tragbare Konzepte anzufertigen. Die freigegebenen entwickelten Lösungsideen werden dann im HoQ in eine weitere Spalte ins HoQ eingetragen weiter bearbeitet.

Gesundheitseinrichtungen sind erfolgreich, wenn es ihnen gelingt, für interessierte Parteien den bestmöglichen Nutzen unter Sicherheitsgesichtspunkten und vertretbaren Rahmenbedingungen zu realisieren.

8.5.7 Umsetzung Praxisschritt 6: Gewichtungen der Qualitätsmerkmale

Die erarbeiteten Lösungen setzten sich aus einzelnen oder mehreren Qualitätsmerkmalen zusammen. In diesem Schritt wird die relative Gewichtung jedes Qualitätsmerkmals ermittelt, um festzulegen, welches die kritischen Qualitätsmerkmale sind. Nachdem die Kundenanforderungen in Lösungsideen übertragen wurden, erfolgt die Gewichtung der Qualitätsmerkmalsausprägungen. Um eine den Kundenanforderungen gerecht werdende gute Angebotsqualität zu gewährleisten, werden die Qualitätsausprägungen in quantitativ messbaren Größen angeben. Die Gesamtbedeutung des jeweiligen Qualitätsmerkmals ergibt sich aus der Multiplikation der betroffenen und gewichteten Kundenanforderungen mit der jeweiligen Beziehungsintensität zum Lösungsvorschlag und anschließender Aggregation.

8.5.8 Umsetzung Praxisschritt 7: Beziehungen der Lösungen ableiten

In darauffolgenden Schritt werden die Lösungsideen hinsichtlich ihrer gegenseitigen Wechselwirkung eingeschätzt. Hierbei werden die erarbei-

Tab. 4: Exemplarische Beziehungsmatrix mit der Multiplikation und Addition der einzelnen Spaltenwerte

Lösungsvorschläge Ideen → Kundenwünsche	Zeilennummer	Gewichtung	Flyer + Internetaufklärung und Internetzugang	Kursangebote	Info Ämterleistung	Still-Sprechstunde	Spielecke/Aufenthaltsraum	Familienraum/Besucherraum	Betreuungspersonal nach Hause	Väterkurse	Servicepersonal	Familienzentrum-Elternschule
Spaltennummer			1	2	3	4	5	6	7	8	9	10
Spielecke/-tisch im Besucherraum	1	32	0	3	0	0	9	9	0	0	0	0
Betreuungsangebote	2	16	9	9	0	3	3	3	9	0	9	9
Betreuungsservice für Geschwister	3	20	9	9	0	0	3	3	9	0	9	3
Spielbereich mit Beaufsichtigung	4	20	3	9	0	0	3	3	0	0	9	9
kinderfreundliche Möbel	5	6	0	9	0	0	9	9	0	0	0	3
Servicebereitschaft	6	10	0	3	9	9	0	3	9	0	9	9
Hängesitze im Patientenzimmer	7	4	0	0	0	0	0	0	0	0	0	0
Bewertungsergebnis			384	684	90	138	510	540	414	0	594	492
Rangfolge			7	1	9	8	4	3	6	10	2	5

teten und freigegebenen Lösungsideen mit den Kundenwünschen in Beziehung gesetzt und bewertet. Es wird hierbei ermittelt, welche Lösungen sich hinsichtlich der Kundenwünsche in hohem oder niedrigem Maß unterstützen. Dazu wird im sogenannten Zentrum des HoQ eine Beziehungsmatrix ausgefüllt. Es wird bei jeder Lösungsidee überprüft, wie sie die Merkmale der Kundenanforderungen erfüllt. In der Beziehungsmatrix wird somit aufgezeigt, in welchem Ausmaß und Vollständigkeit die Qualitätsmerkmale der Lösungsideen die Kundenanforderungen erfüllen [Ernzer, 2007]. Dieser Schritt gilt als kritische Phase des QFD, bei der die Bewertung der Zusammenhänge anhand von Zahlenwerten (z. B. in folgender Ausprägung: stark = 9, mittel = 3, schwach = 1, kein Zusammenhang = 0) erfolgt. Die Bewertungen, die in dieser Phase zu treffen sind, erfordern eine stark ausgeprägte fachliche und soziale Kompetenz seitens des interdisziplinären Projektteams.

In der Bewertungszeile werden nun die numerischen Gesamtbedeutungen der einzelnen Qualitätsmerkmale durch Addition der Werte in den Spalten/Matrixfeldern ermittelt. Dadurch ergibt sich anhand der Rangfolge eine Priorisierung für die Gestaltung der Qualitätsmerkmale in den Lösungsideen. Die Berechnungsformel für die Bewertung eines Kriteriums lautet demnach: Bewertungsergebnis/Bedeutungswert der Anforderung (Gewichtungsfaktor) × Bewertungsgrad des Zusammenhangs zu dem Kundenanforderungen.

8.5.9 Umsetzung Praxisschritt 8: Wettbewerbsvergleich

In diesem QFD-Schritt im HoQ wird ein Wettbewerbsvergleich zu konkurrierenden Krankenhäusern erneut durchgeführt. Die als Lösungen entwickelten Inhalte bzw. Angebote werden mit anderen Krankenhäusern verglichen. Hierbei erfährt man, ob diese solche Angebote bereits vorhalten und wenn ja, wie sie konkret ausgestaltet sind. Hieraus soll die Chance entstehen, etwas Besseres zu konzipieren und anzubieten. Die besonderen Alleinstellungsmerkmale der neuen Angebote können aus diesen Erkenntnissen im Bedarfsfall optimiert werden. Es folgt danach die Analyse die Erörterung und Beurteilung sämtlicher Qualitätsmerkmale im Vergleich zu potenziellen Konkurrenzangeboten. Das Ziel ist es, die Vorteile gegenüber den Konkurrenten zu verstärken und diejenigen Angebote zu vertiefen, in denen der Konkurrenzvergleich einen möglichen Marktvorteil verspricht.

8.5.10 Umsetzung Praxisschritt 9: Risiken in der Umsetzungsphase

Aufgabe dieses Schrittes ist es, den auf der Einschätzung des Projektteams basierenden Schwierigkeitsgrad zur Realisierung und praktischen Umsetzung der Lösungsidee zu ermitteln (▶Tab. 5). Somit bezieht sich der Schwierigkeitsgrad der Umsetzung, ausgedrückt in Punkten (beispielsweise auf einer Skala 1–10, wobei 1 sehr niedrig und 10 sehr hoch ist), auf die Frage nach den Risiken in der praktischen Umsetzung. Darauf aufbauend folgen die Ableitung und Erarbeitung von Gegenmaßnahmen zur Risikoreduzierung in einer tabellarischen Übersicht. Nach der Diskussion im Team mit den Verantwortlichen wird ein begleitender Aktionsplan mit konkreten Maßnahmen zur Risikoabsicherung der praktischen Umsetzung vereinbart. Dieser wird in den weiteren Entwicklungsprozess der Lösungen und Konzepte einbezogen.

Tab. 5: Exemplarische Bestimmung der Umsetzungsrisiken

Ergebnis	165	802	648	1008	900	245	573	390	443	335	465	819	714
Rangfolge	15	4	6	1	2	13	7	11	9	12	8	3	5
Schwierigkeit der Umsetzung (1 = leicht/ 5 = schwierig	5	1	1	2	3	1	2	1	3	2	1	3	3
Umsetzungsrisiko (hoher Wert = geringes Risiko)	825	802	648	2016	2700	245	1146	390	1329	670	465	2457	2142

101

8.5.11 Umsetzung Praxisschritt 10: Korrelation in der Dachmatrix

Die möglicherweise bestehenden Korrelationen zwischen den einzelnen Lösungsideen werden nun identifiziert und in die Korrelationsmatrix im Dach des HoQ mit einer entsprechenden Symbolik eingetragen. Alle Lösungsideen wurden miteinander in Beziehung gesetzt und ermittelt, ob eine positive oder negative gegenseitige Beziehung besteht. Dies wurde im sogenannten Dach symbolisch eingetragen. Zum Beispiel unterstützt die Informationsplattform mittels Internetauftritt das Angebot des Familienzentrums positiv. Das Dach des HoQ deckt somit mögliche Zielkonflikte von Lösungsideen auf, die zugleich die Grenzen des Machbaren aufzeigen.

8.5.12 Umsetzung Praxisschritt 11: Entwicklungsplanung

Die sich aus allen Schritten ergebenden Ergebnisse führen zu weiteren Projektplanungen. Nach der Diskussion im Team mit den Verantwort-

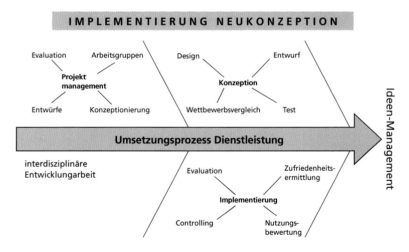

Abb. 26: Einführungsprozess mittels adaptierter QFD-Methode

lichen wird entschieden, welche Schritte konkret in Folge weiterentwickelt werden sollen. Dazu werden in parallelen Arbeitsteams verschiedenen Lösungsideen kreiert und konzipiert. Hierbei werden die Entwicklungsthemen, die Arbeitsgruppen und der jeweilige Zeitplan mit Meilensteinen vereinbart und beauftragt.

Die weiteren Schritte erfolgten dezentral in Arbeitsgruppen gemäß dem Projektmanagement. Die Arbeitsgruppen des Entwicklungsteams stellten ihre Entwicklungsergebnisse in regelmäßigen Abständen im Gesamtteam vor, um so den Informationstransfer zu ermöglichen und die Absicherung des Fortschritts zu gewährleisten. Die Verantwortlichen sind hierbei einzubeziehen.

9 Unterstützende QM-Methoden in Innovationsprojekten

In Entwicklungsprojekten können eine Vielzahl von zusätzlichen Methoden eingesetzt und verwendet werden. Einige unterstützen kreative Prozesse mittels Moderations- oder Präsentationstechniken und andere können zu Auswertungen, Vergleichen und Visualisierung von Zusammenhängen eingesetzt werden. Je nach Projektverlauf muss der Projektleiter für den entsprechenden Fall ein Methodentool zur Verfügung haben, um die jeweiligen Ergebnisse zu erzielen und darzustellen. Im Folgenden werden einige Methoden im kurzen Überblick dargestellt.

9.1 Conjoint Analyse

Zur konkreten Klärung bestehender Kundenwünsche kann eine weitere Untersuchung mittels einer Conjoint-Analyse ergänzend durchgeführt werden. Damit kann eine Konkretisierung und Ausgestaltung von Angeboten methodisch unterstützt werden. Die Conjoint-Analyse kann nach Aussagen in der relevanten Literatur [Teichert, 2000] in allen Organisationen in Entwicklungsprozessen angewendet werden. Die vorrangigen Anwendungsgebiete werden in den Bereichen Forschung, Entwicklung, Marketing und Service gesehen. Die Conjoint-Analyse wird sehr häufig in der Marktforschungs- und Marketingpraxis eingesetzt. Nach Brusch stellt dieses Verfahren für viele Anwender keine Standardmethode dar [2005]. Die Conjoint-Analyse bietet umfangreiche Gestaltungsmöglichkeiten und wird zur Bestimmung des Nutzens von Dienstleistungen und Produkten eingesetzt. Da sie hierbei den gemeinsamen

Kunden- und Eigennutzen bestimmt, wurde sie Conjoint (gemeinsam)-Analyse benannt. »Die Conjoint-Analyse ist ein Verfahren der dependenten multivariaten Datenanalyse, das, auf der Basis von empirisch erhobenen Gesamtpräferenzurteilen bezüglich Objektalternativen (...), die Teilpräferenzen für die das Objekt definierten Objektmerkmale zwischen den Ausprägungen als Parameter eines vorher festgelegten Präferenzmodell schätzt« [MacInerney, 2007, S. 6]. Grundlage dieser Analyse ist die Annahme, dass sich die Gesamtpräferenz zur Auswahl eines Produkts immer aus Teilpräferenzen zusammensetzt. Diese enthalten immer spezifische Merkmale, um ausgewählt zu werden. Dieses Zusammenfügen von Merkmalen und Eigenschaften wird als Komposition verstanden. Das Verfahren in der Auswahl wird in der Literatur als kompositionelle und dekompositionelle Präferenzmessung beschrieben. Die Analyseergebnisse ermöglichen daher, die Alleinstellungsmerkmale und deren Bewertung aus Kundensicht herauszuarbeiten. Mit der Conjoint-Analyse kann der mögliche Kundennutzen für eine Neuentwicklung oder zu verändernde Dienstleistungen beurteilt werden. Diese Analysedaten können in die Ausgestaltung von neu entwickelten Angeboten einfließen.

Vorteile:

- Konkretisierung von Merkmalen in Angeboten
- offene Kommunikation mit Kunden
- Transparenz über Kundenpräferenzen

Nachteile:

- hoher Zeitaufwand in der Erhebung
- komplexes Bewertungsvorgehen

9.2 Affinitätsdiagramm

Beim Affinitätsdiagramm handelt es sich um eine Brainstorming-Technik. Es ist ein Werkzeug, bei dem Fakten, Ideen und Meinungen aus

Brainstorming-Ergebnissen oder Metaplan-Techniken zu zusammengehörigen Ideenfamilien (Clustern) unter einem einheitlichen Oberbegriff
zusammengeführt werden [Kamiske, 2002]. Es hilft damit bei der Formulierung und Konkretisierung eines Problems und Konsensfindung innerhalb einer Gruppe.

Nach Henning findet dieses Diagramm bei der Lösung von Problemen, bei denen eine Vielzahl von schwer überschaubaren und unge-
ordneten Informationen vorliegen, praktische Anwendung. Durch die
Anwendung dieser Methodik ist es einfacher, das vorliegende Problem
einzugrenzen und einen Gruppenkonsens bezüglich der Problemstellung
herbeizuführen. Es werden Informationen zu einem Bereich gesammelt
und in mehreren Schritten zu Gruppen und übergeordneten Gruppen
zusammengefasst. Daraus lassen sich dann Zusammenhänge, wie beispielsweise die Problemstruktur und die Lösungsmöglichkeiten, ableiten. Das Affinitätsdiagramm wird im Team eingesetzt. Es eignet sich im
Besonderen als Start einer Problemanalyse. Hierbei dient es der Sammlung und Strukturierung von Informationen und Erarbeitung von Ideen
zur Problemstellung und Lösung. Mittels dieser Methode lassen sich Erkenntnisse bezüglich der wesentlichen Probleme, Lösungsmöglichkeiten
und weiterer Untersuchungsschwerpunkte ableiten.

Vorteile:

- ähnliche problembeschreibende Informationen werden zusammen-
  gefasst
- Meinungen aller Teilnehmer der Sitzung werden berücksichtigt
- fördert die Konsensbildung zwischen den Teammitgliedern durch
  anschließende Diskussion der gesammelten Ideen
- Problemstellung und -schwerpunkte werden deutlich und Meinungen/
  Intuitionen werden berücksichtigt
- Kreativität wird angeregt und fördert ungewöhnliche Ideen

Nachteile

- Erstellung erfordert erfahrenen Moderator
- Ergebnis: subjektiv und abhängig vom jeweiligen Team
- Aufstellung erfordert Erfahrung bei den Teammitgliedern

106

- Ergebnis ist subjektiv und abhängig von der Gruppe
- Strukturierung bei komplexen Problemen ist schwierig

9.3 Relationendiagramm

Ein Relationendiagramm ist in der Lage, vermutete Kausalbeziehungen in einer komplexen Situation zu sortieren und zu strukturieren. Vorausgehend kann ein Affinitätsdiagramm erstellt werden und als Datenbasis für ein Relationendiagramm eingesetzt werden. Es ist eine grafische Darstellung eines zentralen Problems und dessen Zusammenhänge mit anderen Faktoren. Grundlage ist das Relationenmodell. Es handelt sich hierbei um ein Datenmodell zur Beschreibung von Beziehungen zwischen Daten in Form von Relationen, z. B. in Tabellenform. Es lassen sich komplexe Gedankengänge darstellen. Ausgehend vom zentralen Problem werden Randprobleme gruppiert und anschließend Beziehungsströme durch Pfeile markiert. Bei Bedarf können die Wechselbeziehungen hierarchisch angeordnet werden. So werden die Ursachen nach erster, zweiter, dritter usw. Ordnung klassifiziert, d. h. Ursache 3 führt zur Ursache 2, die wiederum zur Ursache 1 führt.

Vorteile:

- auch wechselseitige Verknüpfungen können dargestellt werden
- ergänzende Aussagen sind leicht einzufügen
- Gewichtung der Ursachen möglich
- Kreativität wird gefördert
- Zerlegung des Gesamtproblems in Teilprobleme
- Flexibilität und leichte Handhabung

Nachteile:

- Unübersichtlich bei komplexen Problemen
- Diagramme sind subjektiv und hängen von der Gruppe ab
- Effizienzprobleme bei großen Datenmengen

9.4 Baumdiagramm

Das Baumdiagramm ist eine kreative Methode, die Möglichkeiten in Lösungsprozessen aufzeigt. Es können Zusammenhänge zwischen Zielen und Maßnahmen in Arbeitsgruppenprozessen geklärt werden. Durch die Darstellung verschiedener Ebenen können komplexe Probleme systematische hierarchisiert werden.

Das Ergebnis lässt Zusammenhänge vom Allgemeinen zum Speziellen aufgrund der systematischen Abbildung erkennen. Beim Baumdiagramm wird ein Hauptproblem in logische Untergruppen zergliedert und grafisch dargestellt. Diese Methode eignet sich besonders zum Aufschlüsseln von komplexen Problemen und zur Darstellung von Rangordnungen, z. B. bei Lösungsideen, Kundenanforderungen, Kennzahlen oder zur Vorbereitung von Nutzwertanalysen. Der Unterschied zum Ursache-Wirkungsdiagramm besteht in der strikt sequenziellen Vorgehensweise.

Vorteile:

- schneller Überblick über Primär- und Sekundärmaßnahmen
- gut strukturierbar
- Bewertung der Maßnahmen möglich
- gute Hierarchisierung von Problemzusammenhängen
- gut verwendbare Daten für die Lösungsumsetzung.

Nachteile:

- Darstellung von wechselseitigen Beziehungen fehlt
- zeitaufwendig in der Erstellung
- Teamprozess in der Konsensfindung bei komplexen Problemen.

9.5 Matrixdiagramm

Die Kennzeichen von komplexen Problemen sind häufig viele Schnittstellen und vielfältige Überschneidungen von Ursachen und deren Auswirkungen. Mit einem Matrixdiagramm können geplante Maßnahmen und deren Auswirkungen in verschiedenen Ebenen dargestellt werden. Mit Hilfe des Matrixdiagramms lassen sich visuell die Beziehungen und Wechselwirkungen innerhalb einer Fragestellung systematisch abbilden, untersuchen und veranschaulichen. Das Matrixdiagramm stellt die Beziehungen zwischen den unterschiedlichen Ausprägungen verschiedener Faktoren grafisch in einer Tabelle dar. In den Matrixfeldern wird die Art und Intensität des Zusammenhangs anhand von Symbolen gekennzeichnet. Bei der Erstellung können Hilfsmittel wie Flipchart oder Pinnwand eingesetzt werden. Zum Einsatz kommen L-, T- und X-förmige Matrizen (2-, 3- und 4-achsig). Das Matrixdiagramm findet hauptsächlich in der Grundmatrix des House of Quality Anwendung. Hier werden einerseits die Kundenanforderungen und andererseits die Beziehung zu den Merkmalen von Lösungen aufgezeigt.

Vorteile:

• Übersichtlichkeit
• Gewichtung der Beziehungen möglich
• Form der Matrix ist variabel
• Zuständigkeitsregelungen gut abzubilden
• Zusammenhänge werden erkennbar

Nachteile:

• hoher zeitlicher Aufwand
• Gewichtung der Faktoren ist subjektiv
• Gefahr der Unübersichtlichkeit bei großer Datenmenge

9.6 Ursache-Wirkungsdiagramm

Das Ursache-Wirkungsdiagramm (auch Ishikawa-Diagramm genannt) ist ein einfaches Hilfsmittel für Projektarbeitssitzungen. Es hilft, Problemursachen zu erfassen und strukturiert darzustellen. Es hilft bei der

Sammlung und Strukturierung, um ein möglichst vollständiges Bild von allen Einflussgrößen und von deren gegenseitigen Abhängigkeiten und Ursachen sicherzustellen. Das Ursache-Wirkungsdiagramm erlaubt es, die möglichen Ursachen eines Problems systematisch und visuell zu analysieren. Aus dem Diagramm können die Beziehungen zwischen möglichen Ursachen und potenziellen Auswirkungen abgeleitet werden. Das Diagramm hat die Form eines Fisches: Die Wirkung (die Problembeschreibung) bildet den Kopf und die dazu führenden Ursachen werden als Gräten daraus ableitend visualisiert (»Fischgrät-Diagramm«). Die Entwicklung dieses Diagramms geht auf den Japaner Kaoru Ishikawa, den Begründer der TQM-Bewegung in Japan zurück [Geiger, 2005]. Die Anwendung der Methode dient der

- Visualisierung von Ursachen und deren Abhängigkeiten,
- Aufschlüsselung von Kategorien, die zum beschriebenen Problem führen,
- Offenlegung von Problemursachen,
- systematischen Ursachenanalyse bei komplexen Problemstellungen und
- Visualisierung von Ursachenzusammenhängen.

Die Methode ist anwendbar bei:

- Entwicklungsprojekten
- interdisziplinären und berufsgruppenübergreifenden Teams
- der Bewertung von Ursachen hinsichtlich ihrer Wichtigkeit
- der Vorbereitung von Maßnahmen zur Problemlösung

Vorteile:

- Teamarbeit ermöglicht vielseitige Betrachtungsweise
- strukturiertes Vorgehen bei der Problemanalyse
- leicht erlernbar und anwendbar
- gute Übersichtlichkeit von Zusammenhängen durch Visualisierung
- gute Grundlage in Problemlöseprozessen
- ohne Vorbereitung der Teilnehmer sofort einsetzbar

- mit Hilfe des Ursache-Wirkungsdiagramms werden die Ergebnisse der Ursachenanalyse sofort dokumentiert, keine gesonderte Auswertung erforderlich
- Arbeit im Team fördert die Kreativität, die Konsensbildung und die Identifizierung mit den Ergebnissen

Nachteile:

- unübersichtlich und umfangreich bei komplexen Problemen
- Wechselwirkungen und zeitliche Abhängigkeiten werden nicht erfasst
- Gefahr der Orientierung in die Problemsituation
- hohe Anforderungen an den Moderator
- Ergebnisse hängen von der Zusammensetzung und der Motivation desTeams ab

9.7 Portfolioanalyse

Die Entstehung des Portfolioansatzes wird auf H. M. Markowitz im Jahr 1952 zurückgeführt. Es wurde in seiner Methodik für die Finanzwirtschaft in Planungsverfahren entwickelt und eingesetzt [Gabler, 2004]. Als QM-Methode dient die Portfolioanalyse (auch Matrix-Daten-Analyse genannt) zur weiterführenden Auswertung von erfassten Daten des Matrixdiagramms und einem Koordinatensystem. Es ist in allen Bereichen der Unternehmensführung einsetzbar. »Als einziges Verfahren (...) erlaubt es, große Datenmengen auf wenige zweidimensionale Zahlen zu reduzieren. Die so gewonnenen Daten werden in ein Achsenkreuz eingetragen, wodurch ein qualitativer Vergleich bezüglich zweier charakteristischer Merkmale möglich ist« [Kaminske/Bauer, 1995, S. 107]. Dieses Verfahren ermöglicht es, große Datenmengen zu reduzieren und zweidimensional darzustellen. Die Darstellung der quantitativen Beziehung zweier Faktoren kann dann hergestellt werden, wenn tatsächlich eine Korrelation zwischen beiden besteht.

Vorteile

- große Datenmengen können stark reduziert werden
- entscheidende Zusammenhänge werden deutlich
- grafische Darstellung erleichtert die weitere Auswertung
- Vereinfachung der Analyse durch Rechnereinsatz
- exaktes mathematisches Verfahren
- gute Grundlage für die Bewertung von Qualitätszielen im Überblick

Nachteile:

- hoher Rechenaufwand, Gefahr der Ungenauigkeit
- fehlende Detailinformationen in der Portfoliomatrix der positionierten Symbole

9.8   Fehlersammelliste

Bereits 2001 beschreibt Timm die Fehlersammelliste als ein zentrales Instrument zur Fehlerbearbeitung. Ein Fehler ist eine ungeplante Abweichung eines Prozesses durch menschlichen Handlungen oder ein unerwünschtes Ergebnis innerhalb von Produktionsprozessen. Fehlersammelkarten werden dann verwendet, um mehrere Fehlerarten über einen bestimmten Zeitraum anhand von Häufigkeiten zu beobachten. Durch Auswertung der Eintragungen erhält man Angaben über

- Auffälligkeiten innerhalb von Arbeitsprozessen und
- Anzahl von Fehlern.

In den Deutschen Industrienormen (DIN ISO 2859-1) wird die Fehlersammelliste auch Fehlersammelkarte oder Datensammelblatt genannt. Sie wird zur rationellen Erfassung und übersichtlichen Darstellung von Daten eingesetzt. In der können z.B. Fehleranzahl, Fehlerart oder Anzahl fehlerhafter Produkte sein. Für die weitere Bearbeitung und Analyse der erfassten Daten kann die Pareto-Analyse eingesetzt werden.

Werden Methoden zur Fehlerermittlung angewendet, sollten die Ergebnisse in die Vorbeugung von zukünftigen Fehlern systematischen einfließen. Das kann bedeuten, dass innerhalb eines neuen Konzepts Reibungsverluste durch vorher nicht bekannte Fehler entstehen. Die Erkenntnisse über aufgetretene Fehler müssen dann in die Qualitätsverbesserung so einfließen, dass in den geplanten Prozessen eines neuen Konzepts möglichst Fehlerfreiheit definiert wird. Diese Fehlerreduktion während der Erprobung von neuen Konzepten ist ein wichtiger Fokus in Testphasen.

Vorteile:

- geringer Aufwand bei der Erstellung
- schnelle Übersichtlichkeit durch Visualisierung
- auswertbares Datenmaterial zur Überprüfung von Prozessabläufen
- sehr einfach und schnell können Fehlerkategorien erkannt werden

Nachteile:

- zeitliche Betrachtung der Fehlerabfolge fehlt
- Analyse der Fehlerursachen fehlt
- Wechselwirkungen zwischen den Fehlern werden nicht betrachtet
- Vollständigkeit der Daten von den willkürlichen Eintragungen abhängig

9.9 Fehler-Möglichkeits-Analyse FMEA

In dem Instrument der Fehleranalyse wird schon vor dem Arbeitsprozess erarbeitet, wo und wann eine Möglichkeit besteht, dass ein potenzieller Fehler auftritt. Diese Methode kann schon in der Frühphase von Konzeptbearbeitungen eingesetzt werden. Die FMEA Methode wurde in den Jahren 1959/60 von der Raumfahrt entwickelt und 1980 in Deutschland unter der DIN 25448 speziell für die Kerntechnik, Luftfahrt und Raumfahrt eingesetzt. Die Fehlermöglichkeits- und Einflussanalyse (»Failure Mode and Effects Analysis«, kurz FMEA) ist eine in DIN 25447 festgelegte Vorgehensweise

- zum frühzeitigen Erkennen von möglichen Fehlern,
- zur Bewertung der damit verbundenen Risiken mittels Prioritätszahlen und
- zum frühzeitigen Einleiten von Gegenmaßnahmen zur Verminderung von Fehlermöglichkeiten [Goebbels, 2004]

Die Methode der FMEA dient der analytischen Entdeckung und Vermeidung von möglichen Produktfehlern in der Produktentwicklungsphase und auch in der Produktions-Planungs-Phase. Sie wird in der Industrie in der Konzeptionsphase von neuen Produkten und Systemen zur Erkennung von Konzeptschwächen eingesetzt. Die Methode dient der Erkennung und Vermeidung von Produktfehlern. Eine FMEA kann in folgenden Zusammenhängen erstellt werden:

- Entwicklungsprozessen
- Integration von neuen Technologien
- Veränderung Einsatzbedingungen bestehender Prozesse
- im vorbeugenden Risikomanagement
- Standorterweiterungen

Aufgrund der durchgeführten Bewertung werden Maßnahmen vereinbart und nach durchgeführten Verbesserungsmaßnahmen wird eine erneute Ermittlung des Risikos vorgenommen. Darüber hinaus kann die FMEA jedoch auch als Problemlöser eingesetzt werden. Hier gilt es, bereits aufgetretene Fehlerquellen zu analysieren und hierfür Abstellmaßnahmen einzuleiten. Ein wesentliches Merkmal der Methode ist die Bestimmung von Risiken mittels Risikoprioritätszahlen (RPZ), die eine Aussage bzw. Hinweise über die Dringlichkeit der verschiedenen, erkannten Fehlermöglichkeiten geben sollen. Der Einsatz der FMEA im Zusammenhang mit dem Risikomanagement soll Alternativen zur Erzielung eines Nutzens oder zur Vermeidung eines Nachteils aufzeigen und im zweiten Schritt die mit den Alternativen verbundenen Risiken quantifizieren. Auf dieser Datengrundlage kann dann eine Entscheidung über ein Vorgehen getroffen werden, das mit einem möglichst geringen Risiko verbunden ist.

Vorteile:

- systematisches Sammeln von Erfahrungswissen über Fehlerzusammenhänge und deren Einfluss auf Prozesse
- frühzeitige Fehlererkennung mit Abschätzungsmöglichkeit eines möglichen Risikos
- Instrument zur Auswertung der Simulation von Vorgängen
- Reduzierung von Qualitätskosten und Nacharbeit
- Darstellung einer Wissensbasis für Planungsprozesse
- Auswertung von Erfahrungen aus vorangegangenen Lösungen
- Handlungsanstöße zur Verbesserung von geplanten Konzepten in Entwicklungsprojekten.

Nachteile:

- Schwierigkeit, die Erfahrungswerte in tatsächlichen Daten einzubringen
- Schwierigkeit, die tatsächlichen Risiken einzuschätzen und zu bewerten, da dies meist subjektiv aufgrund von Erfahrungswerten erfolgt
- gute Fehlerkultur im Unternehmen erforderlich, da Daten sonst nicht der Wahrheit entsprechen können

9.10 Pareto-Diagramm

Nach König [2005] erbringen bereits 20 % der strategisch richtig eingesetzten Zeit und Energie 80 % des Ergebnisses. Diese 80:20-Regel wurde erstmals von dem italienischen Ökonomen Vilfredo Pareto im 19. Jahrhundert beschrieben (1889/1923). Das Pareto-Diagramm bedient sich der Tatsache, dass 20–30 % der Fehlerarten für 70–80 % der Fehlerfolge verantwortlich sind. Das Pareto-Diagramm dient der Identifizierung von Ursachen, die am stärksten zu einem Problem beitragen. Es wird verdeutlicht, welche Problemursachen als erstes beseitigt werden müssen, um ein Problem rasch zu mindern. Erstellt wird das Diagramm mit Hilfe einer Fehlersammelliste. Dabei werden die aufgelisteten Fehlerarten absteigend sortiert und kumuliert von links nach rechts auf dem Pareto-Diagramm abgetragen. Zur Verdeutlichung der Ergebnisse wird oftmals zusätzlich eine Summenkurve abgebildet.

Vorteile:

- nach der Wichtigkeit sortierte Darstellung
- übersichtliche Klassifizierung
- einfach anwendbar
- geringer Zeitaufwand, wenn Daten bereits vorhanden sind
- Schaffung von Transparenz bei kompakten Fragestellungen als Entscheidungshilfe

Nachteile:

- nur eine begrenzte Anzahl von Klassen ist sinnvoll darstellbar
- Ergebnis hängt stark von der Definition der Klassen ab
- individuelle Gewichtung der Klassen nicht möglich
- praktische Umsetzung erfordert ausgeprägte Zahlenbasis

9.11 Histogramm

Das Histogramm ist ein Säulendiagramm zur Darstellung der Häufigkeitsverteilung einer großen Menge von Daten. Diese werden vorbereitend zu Gruppen zusammengefasst. Ein Histogramm ist die grafische Darstellung der Häufigkeitsverteilung von Messwerten. Man geht dabei von den nach Größe geordneten Daten aus und teilt den gesamten Bereich der Stichprobe in Klassen auf. Diese müssen nicht notwendig gleich breit sein. Allerdings vereinfachen zumindest im Mittelbereich gleichgroße Klassen die Interpretation. Anwendung finden Histogramme in der beschreibenden Statistik und in der Bildverarbeitung. Histogramme werden in folgenden Fällen angewendet:

- wenn man vermutet, dass mehrere Faktoren einen Prozess beeinflussen und man diese nachweisen will
- wenn man sinnvolle Schnittstellenübergänge für einen Prozess definieren möchte
- wenn man den tatsächlichen Verlauf der Häufigkeitsverteilung sehen möchte und nicht nur Einzeldaten, wie den Mittelwert und die Standardabweichung
- In Histogrammen werden die Häufigkeiten von in Klassen eingeteilten Messwerten von Stichproben grafisch dargestellt. Sie dienen der Feststellung der Verteilungsform (z. B. Prüfung auf Normalverteilung) und zeigen Anomalien in der Verteilung auf. Somit wird es ermöglicht, Rückschlüsse auf Fehlerursachen zu ziehen.

Vorteile:

- Visualisierung von zusammengehörigen Messwerten
- Tendenzen werden durch Visualisierung ersichtlich
- Messung von Gruppen wird möglich und vergleichbar

Nachteile:

- Entscheidungsschwierigkeit in der Klassenbildung
- seltene Einsatzmöglichkeit
- schwierige Anwendung im Dienstleistungsbereich
- Vollständigkeit der Daten muss sichergestellt werden

9.12   Korrelationsdiagramm

Das Korrelationsdiagramm ist ein Streuungsdiagramm, mit dem versucht wird, grafisch das Bestehen einer Abhängigkeit zwischen zwei Größen zu untersuchen.

Die betrachteten Größen werden in ein Koordinatensystem eingetragen. Zur näheren Betrachtung und Überprüfung der Korrelationsvermutung kann rechnerisch dazu eine Regressionsgerade erstellt werden. Die Steigung dieser Geraden ist der Korrelationskoeffizient »r«. Grundsätzlich sind fünf Arten von Beziehungen möglich:

- kein Zusammenhang r = 0 (starke Streuung)
- positiver Zusammenhang r = +1
- schwacher positiver Zusammenhang + 1 < r < 0
- negativer Zusammenhang r = −1
- schwacher negativer Zusammenhang 0 < r < −1

Somit kann ein vermuteter Zusammenhang zwischen zwei Beziehungsdaten hergestellt werden. Es wird eine Ursache-Wirkungs-Beziehung zwischen Merkmalen visuell dargestellt und aufgezeigt.

Vorteile:

- Aus dem entstandenen Bild kann sehr schnell und einfach ersehen werden, ob und in welcher Intensität eine Korrelation, also ein Zusammenhang, vorliegt.
- Abbildung einer Verteilung
- schnelle Übersichtlichkeit

Nachteile:

- Die betrachteten Größen können aufgrund der Visualisierung nicht direkt inhaltlich zugeordnet werden.

9.13 Qualitätsregelkarte

In den Ausführungen von Bernecker wird die Qualitätsregelkarte als ein Formblatt zur grafischen Darstellung von Messwerten bzw. daraus berechneten statistischen Kennwerten oder von Zielergebnissen beschrieben. Diese Daten fallen bei der periodischen Entnahme und Prüfung von Stichproben aus einem fortlaufenden Fertigungsprozess an und können mit nach statistischen Gesichtspunkten berechneten und eingetragenen Warn- und Eingriffsgrenzen verglichen werden. Anhand Änderungen in Normalverläufen kann erkannt werden, ob Prozesse innerhalb von Normgrenzen verlaufen und ob bei Abweichungen diese zufällig entstehen oder sich innerhalb eines Trends wiederholen. Damit können Prozesse reguliert und gesteuert werden [DGQ-Schrift Nr.18, 1979]. Die Qualitätsregelkarte dient der laufenden Überwachung und Lenkung im Fertigungsprozess auf Stichprobenbasis. Störungen und Fehler werden frühzeitig erkannt und Gegenmaßnahmen können im laufenden Prozess schnell eingeleitet werden. Qualität, die in einem Prozess entsteht, wird aus einem Zusammenwirken von Eigenschaften und Einzelmerkmalen bestimmt. Alle Eigenschaften und Einzelmerkmale, die für die Bewertung der Qualität eines Produkts maßgebend sind, bezeichnet man als Qualitätsmerkmale. Die Überprüfung und Bewertung dieser Merkmale ist Gegenstand der Qualitätssicherung mittels Qualitätsregelkarten [Neidhard, 2003].

Vorteile:

- visuelle Abbildung von Fehlern und Prozessabweichungen in einem sehr kleinen Stichprobenumfang
- schnelle Erkennbarkeit von Fehlerursachen (ebenda, S. 5)
- Visualisierung des Prozessverhaltens
- zeitliche Betrachtung der Werte
- Beurteilung der Prozessstabilität
- Überwachung des Sollwertes und der Toleranzeinhaltung

Nachteile:

- nur ein Merkmal wird betrachtet, keine 100 %ige Prüfung, nur ausgewählte Stichproben
- aufwendige und schwierige Handhabung

10   Resümee und Ausblick

Der Praxisleitfaden befasst sich mit den grundlegenden Aspekten von Entwicklungsmethoden für das Gesundheitswesen und der für diesen Bereich adaptierten QFD-Vorgehensmethode. Mit der Erläuterung zum Risikomanagement wird versucht, das Bewusstsein im Umgang mit Risiken zu vermitteln, die für die entwickelten Angebote im Gesundheitswesen für Patienten und die Organisation relevant sind. Aufbauend auf damit verbundene Erkenntnisse folgte die Strukturierung von Kundenanforderungen mit einem neu entwickelten Vorgehen in der Bearbeitung von Lösungsentwicklungsprozessen unter Risikoaspekten. Somit wurde eine adaptierte QFD-Methode hinsichtlich des Risikomanagements unter der Entwicklung eines Risiko-Cockpits für den Einsatz im Gesundheitswesen entwickelt. Mit der Neuentwicklung und einer Erklärung des Risiko-Cockpits wurde eine neue systematische Vorgehensweise bezogen auf die QFD-Methode vorgestellt. Ergänzend dazu wurde die praktische Anwendung in einem Praxisleitfaden näher erläutert. Das Verständnis der praktischen Schritte bei der Anwendung der adaptierten QFD-Methode stand im Mittelpunkt der Auseinandersetzung. Ergänzend werden wichtige QM-Methoden für Entwicklungsprojekte kurz erläutert und dem Leser als inhaltliche Anregung für das praktische Projektmanagement gegeben.

Die Erkenntnisse, die mittels der adaptierten QFD-Methode aus dem Entwicklungsprozess im Gesundheitswesen gewonnen wurden, zeigten, dass sich die methodischen Änderungen für den Krankenhausbereich eignen. Alle Phasen konnten inhaltlich unter den besonderen Aspekten des Risikomanagements umgesetzt werden. Die adaptierte QFD-Anwendung ist für Krankenhausentwicklungsprojekte geeignet. Sie ist sehr zielführend und kann in allen Schritten praktisch umgesetzt werden.

Somit ist der adaptierte QFD-Prozess ein Vorgehen, das nicht nur die systematische Planung fördert, sondern auch dazu beiträgt, komplexe Zusammenhänge zu visualisieren und nachzuvollziehen und das zur kontinuierlichen Absicherung der Entscheidungsfindung eingesetzt werden kann.

Die derzeitige Entwicklung in Krankenhäusern zeigt eine deutliche Steigerung von Haftungsfällen und eine Verdeutlichung von Risiken im Krankenhausalltag auf. Daher erscheint es besonders wichtig, bei der Neuentwicklung von Konzepten und Dienstleistungsangeboten für Patienten, die verschiedenen Risiken wahrzunehmen und unter dem Gesichtspunkt der Vertretbarkeit aktiv zu bewerten. Ziel hierbei sollte es sein, den Großteil von Organisationsdefiziten und damit verbundene Risiken schon im Vorfeld zu vermeiden.

Mit der adaptierten QFD-Methode für Krankenhäuser wird ein Konzept vorgestellt, das dazu beiträgt, die besonderen Risiken im Krankenhaus bei der Entwicklung von Dienstleistungen, Angeboten und Konzepten gezielt zu analysieren und die bestehenden Defizite der QFD-Methode für den Krankenhausbereich zu beseitigen. Ziel der adaptierten QFD-Methode ist es, systematisch und vollständig alle Gefährdungen, Störungen und Beeinträchtigungen der organisatorischen und praktischen Umsetzung im Rahmen der Krankenhausbehandlung zu identifizieren, zu analysieren und als Entscheidungsgrundlage für den Weiterentwicklungsprozess zur Verfügung zu stellen.

Die angewandte adaptierte QFD-Methode stellt sicher, dass im Hinblick auf die Prävention von Schadensereignissen prospektiv Risiken im Zusammenhang mit Konzeptionen und Angeboten identifiziert und bewusst sind und durch eine gezielte Bewertung von möglichen Risiken hinsichtlich ihrer Schadensfolge eingestuft werden. Damit wird eine geeignete Entscheidungsgrundlage für die Verantwortlichen geschaffen, insbesondere bezüglich der Weiterverfolgung des Lösungsvorschlags oder dessen Beendigung.

Durch die Adaptation der QFD-Methode mittels Risiko-Cockpit können Entwicklungsschritte frühzeitig in die richtige Richtung gelenkt oder vollständig verlassen werden. Unnütze Projektarbeit durch unbrauchbare Lösungskonzepte kann so vermieden werden. Die praktische Anwendung der adaptierten QFD-Methode hat gezeigt, dass Risiken in Krankenhausentwicklungsprozessen sichtbar gemacht werden können und somit zur Absicherung entstandener Konzepte führen. Die Fehlentwicklung von späten, unpraktikablen Lösungen aufgrund eines zu hohen Risikos konnte signifikant reduziert werden.

Ausblick

Die Auseinandersetzung mit dem Thema der kundenorientierten Angebotsentwicklung hat sehr an Bedeutung gewonnen. Die Herausforderung für die Krankenhäuser der Zukunft liegt in der systematischen Entwicklungsarbeit mit der Ausrichtung auf die Integration von Kundenwünschen bei Angebotsentwicklungen.

Insbesondere im Rahmen des zunehmenden Wettbewerbs im Gesundheitswesen werden risikoabgesicherte Neuentwicklungen von Angeboten und Dienstleistungen für Patienten zu einem wichtigen Erfolgsfaktor für die Krankenhäuser.

Zur langfristigen Absicherung sind gezielte Maßnahmen für die Risikoreduzierung, insbesondere bei Neuentwicklungen, von großer Bedeutung.

Literaturverzeichnis

Akao Y. (1992) QFD Wie Japaner Kundenwünsche in Qualitätsprodukte umsetzen. Landsberg

Backhaus K., Erichson B., Plinke W., Weiber R. (2006) Multivariate Analysemethoden – Eine anwendungsorientierte Einführung. 11. Aufl., Springer, Berlin

Baehr M., Debatin J.F., Ekkernkamp A., Schulte B. (Hrsg.) (2010) Krankenhausmanagement, Strategien, Konzepte, Methoden. Medizinisch Wissenschaftliche Verlagsgesellschaft, Berlin

Bayer M., Jaeck T. (2006) Forschungsbericht des Instituts für Soziologie: Qualitätsmanagement im Krankenhaus – Organisationsbindung von Mitarbeitern und Zufriedenheit von Patienten. Der Hallesche Graureiher der Martin-Luther-Universität Halle-Wittenberg

Behrens J., Langer G. (2006) Evidence-based Nursing and Caring. 2., vollst. überarb. u. erg. Aufl., Huber, Bern

Benkenstein M., Spiegel T. (2007) Die Wertkette in Dienstleistungsunternehmen. Gabler, Wiesbaden

Berekoven L. (1974) Der Dienstleistungsbetrieb: Wesen, Struktur Bedeutung. Gabler, Wiesbaden

Bernecker K. (1987) Anleitung zur Qualitätsregelkarte und zur Fehlersammelkarte, DGQ-Schrift Nr. 18, 3. Aufl., Berlin

Bernsmann K. (2002) Risikomanagement in der Krankenhauspraxis: eine Einführung mit Anwendungsbeispielen aus orthopädischen Kliniken. Kohlhammer, Stuttgart

Bohnet-Joschko S., Dilling J., Abrolat J. (2005) Krankenhäuser im Umbruch: Status und Perspektiven – Ergebnisse einer bundesweiten Erhebung zu Leistungs- und Kommunikationsprozessen in deutschen Krankenhäusern, Wittener Diskussionspapiere Nr. 143

Bretschneider U., Bohnet-Joschko S. (2007) Prozessmanagement im Krankenhaus durch Process Owner Communities. In: Bohnet-Joschko S. (Hrsg.) Wissensmanagement im Krankenhaus: Effizienz- und Qualitätssteigerungen durch versorgungsorientierte Organisation von Wissen und Prozessen. Gabler, Wiesbaden

Brühweiler B. (2001) Unternehmensweites Risikomanagement als Frühwarnsystem, Methoden und Prozesse für die Bewältigung von Geschäftsrisiken in integrierten Managementsystemen. Haupt, Bern

123

Brühweiler B. (2007) Risk Management als Führungsaufgabe. 2. Aufl., Haupt, Bern

Brunner F. (2011) Japanische Erfolgskonzepte. In Kaizen KVP (Hrsg.) Lean-Production-Management, Total Productive Maintenance, Shopfloor-Management, Toyota-Production-System, GD³ – Lean Development, 2. Aufl., Hanser, München

Brusch M. (2005) Präferenzanalyse für Dienstleistungsinnovationen mittels multimedialgestützter Conjointanalyse. Gabler, Wiesbaden

Call G. (1997) Entstehung und Markteinführung von Produktneuheiten. Gabler, Wiesbaden

Clausing D., Hauser J.R. (1995) Kundenorientierte Produktentwicklung als Schlüssel zur Kundenzufriedenheit: Wenn die Stimme des Kunden bis in die Produktion vordringen soll. Gabler, Wiesbaden

Conrad H.J. (2010) Wirtschaftliche Steuerung von Krankenhäusern; Budgets, Balanced Scorecard, Controlling und Risikomanagement erfolgreich einsetzen. Mediengruppe Oberfranken, Kulmbach

Conrad S., Dietrich E. (2005) Anwendung statistischer Qualitätsmethoden, REFA Bundesverband e.V., 2. Auf., Darmstadt

Deutsches Institut für Normung DIN (Hrsg.) (2004) Deutsches Institut für Normung DIN ISO 2859-1: Annahmestichprobenprüfung anhand der Anzahle fehlerhafter Einheiten oder Fehler; Berlin

Deutsches Institut für Normung DIN (Hrsg.) (2002) Deutsches Institut für Normung e.V., Technische Spezifikation ISO-TS 16949: Qualitätsmanagementsysteme: Besondere Anforderungen bei Anwendung von ISO 9001:2000 für die Serien- und Ersatzteil-Produktion in der Automobilindustrie, 2. Aufl., Beuth Berlin

Deutsches Institut für Normung DIN (Hrsg.) (1998) Service Engineering – Entwicklungsbegleitende Normung (EBN) für Dienstleistungen. Beuth, Berlin

Deutsche Gesellschaft für Qualität e.V. (Hrsg.) (2011) Entwicklungsprojekt im Produktlebenszyklus: Ein Leitfaden zum Produktentstehungsprozess. Band 13–52. Beuth, Berlin

Deutsche Gesellschaft für Qualität e.V. (Hrsg.) (2001) QFD Quality Function Deployment. Band 13–21. Beuth, Berlin

Dippe A. (2008) Einsatz von Qualitätstechniken in der Entwicklung komplexer Systeme: Entwicklung eines Vorgehensmodells am Beispiel der Automobilindustrie, Shaker, Aachen

Ehrlenspiel K., Kiewert A., Lindemann U. (2005) Kostengünstig entwickeln und konstruieren: Kostenmanagement bei der integrierter Produktentwicklung.6. Aufl., Springer, Berlin

Eichhorn P., Seelos H.J., Schulenburg Graf von der JM (2000) Krankenhausmanagement. 1. Aufl., Urban & Fischer, München

Ellebracht H. (2002) Systemische Organisations- und Unternehmensberatung. Gabler, Wiesbaden

Ernzer M. (2007) Life Cycle Quality Function Deployment – An Integrated and Modular Approach. Fortschritt-Berichte VDI, Düsseldorf

Eversheim W., Jaschinski C. (1997) Qualitätsmanagement für Non-Profit-Dienstleister. Springer, Berlin

Fahrmeir L., Künstler R. (2005) Arbeitsbuch Statistik. 4. Aufl., Springer, Berlin

Franke D.H. (2007) Krankenhausmanagement im Umbruch – Konzepte – Methoden – Projekte. Kohlhammer, Stuttgart, S. 61 ff.

Führing M, Gausmann P. (2004) Klinisches Risikomanagement im DRG-Kontext. Kohlhammer, Stuttgart

Gabler Wirtschafts-Lexikon (2004) K–R, 16. Aufl., Wiesbaden

Goebbels S., Jakob R. (2004) Geschäftsprozess-FMEA Fehlermöglichkeits- und Einfluss-Analyse für IT gestützte Geschäftsprozesse, Düsseldorf

Grams T. (2001) Grundlagen des Qualitäts- und des Risikomanagements, Braunschweig

Hansis M.L., Hart D., Robert Koch-Institut (Hrsg.) (2001) Medizinische Behandlungsfehler in Deutschland, Gesundheitsberichterstattung des Bundes. Das GBE-Heft, Berlin

Hensen P., Wollert S., Bunzemeier H., Fürstenberg T., Schwarz T., Luger T., Roeder N. (2003) Handlungsbedarf durch die DRG-Einführung: Vorbereitung auf den Wettbewerb. Das Krankenhaus, Kohlhammer, Stuttgart

Hentze J. (2010) Krankenhauscontrolling; Konzepte, Methoden und Erfahrungen aus der Krankenhauspraxis. 4. Aufl., Kohlhammer, Stuttgart

http://www.steria-mummert.de/documents/5000/Krankenhaus_Trend_2009_¬ Extract.pdf, (letzter Zugriff 26.08.2011)

Jakolow-Standke A. (2010) Beschwerde- und Risikomanagement. In: Debatin J.F., Ekkernkamp A., Schulte B. (Hrsg.): Krankenhausmanagement: Strategien, Konzepte, Methoden. Medizinisch Wissenschaftliche Verlagsgesellschaft, Berlin

Jaschinski C. (1998) Qualitätsorientiertes Redesign von Dienstleistungen. Aachen, zugleich Dissertation an der RWTH Aachen

Kano N. (1984) Attractive Quality-Must-be Quality. In: Quality, 14. Jg. Nr 2

Karsten H., Wolfgang R.: Paretoanalyse; Qualitätsmanagement im Gesundheitswesen; Pareto-Analyse

Keuper F. (2001) Strategisches Management, Hanser Verlag, München

Kiehne D.O. (2005) Motiv-Szenarien-Analyse: Verfahren zur Ableitung präziser Entwicklungsanforderungen aus latenten Kundenbedürfnissen. Shaker, Aachen

King B. (1994) Doppelt so schnell wie die Konkurrenz – Quality Function Deployment; St. Gallen

König D. (Hrsg.) (2005) Deutsches Methoden Institut; Profiguide Methoden; Verlag für Deutsche Wirtschaft, Bonn

Lindemann U. (2007) Methodische Entwicklung technischer Produkte, Methoden flexibel und situationsgerecht anwenden. 2. Aufl., Springer, Berlin

Luczak H., Sontow K. Kuster (2000) Service Egineering: Der systematische Weg von der Idee zum Leistungsangebot. TCW Transfer Centrum, München

Maleri R. (1994) Grundlagen der Dienstleistungsproduktion. 3. Aufl., Springer, Berlin

Matzler K., Hinterhuber H. (1998) How to make product development projects more successful by integrating Kano's model of customer satisfaction into quality function deployment; University of Innsbruck

Middendorf C. (2006) Klinisches Risikomanagement: Implementierung, Methoden und Gestaltungsempfehlungen für das Management klinischer Risiken in Krankenhäusern. Springer, Berlin

Neidhart F. (2003) Klassische Qualitätsregelkartentechnik für attributive Prüfungen. Lohmar-Köln

Paula H. (2007) Patientensicherheit und Risikomanagement im Pflege- und Krankenhausalltag. Springer, Heidelberg

Penter V., Siefert B. (2010) Kompendium Krankenhaus Rechnungswesen (Grundlagen, Beispiele, aktuelle Trends). Mediengruppe Oberfranken, Kulmbach

Pfeiffer T. (1996) Qualitätsmanagement – Strategien, Methoden und Techniken. 2. Aufl. Hanser, München

Pfitzinger E. (Hrsg.) (2009) DIN, Deutsches Institut für Normung e. V.: Projekt DIN EN ISO 9001:2008: Vorgehensmodell zur Implementierung eines Qualitätsmanagementsystems. 2. Aufl., Beuth, Berlin

Porter M.E. (2008) Die Wettbewerbskräfte – neu betrachtet. Harvard Business Manager, Spezialheft »Strategie und Führung im 21. Jahrhundert«, Nr. 30

Porter M.E. (1983) Wettbewerbsstrategie – Methode zur Analyse von Branchen und Konkurrenten. 10. Aufl., Campus, Frankfurt/Main

Raju R.S., Lonial S. (1995) Market Orientation and Performance in the Hospital Industry. In: Journal of Health Care Marketing; Vol. 15, No. 4

RWI-Studie: Krankenhaus Rating Report 2008 (2008) Qualität und Wirtschaftlichkeit: Rating Report 2008 und Gutachten des Regierungsberaters Prof. Dr. Bert Rürup, Berlin

Saatweber J. (2000) Geeignete Marketingmethoden als Voraussetzung für erfolgreiche Planungsprozesse mittels QFD-Quality Function Deployment, VDI-Berichte, Nr. 1558, Düsseldorf

Saatweber J. (1997) Kundenorientierung durch Quality Function Deployment: Systematisches Entwickeln von Produkten und Dienstleistungen, Hanser Verlag, München

Sachverständigenrat für die Konzentrierte Aktion im Gesundheitswesen (Hrsg.) (2003) Gutachten 2003 Finanzierung, Nutzerorientierung und Qualität. Band I: Finanzierung, Nutzenorientierung. Nomos, Baden Baden

Seghezzi H.D. (1994) Qualitätsmanagement: Ansatz eines St. Galler Konzepts Integriertes Qualitätsmanagement. In: Entwicklungstendenzen im Management, Band 10, Hochschule St. Gallen, Zürich

Spiegel T. (2007) Prozessanalyse in Dienstleistungsunternehmen, Gabler, Wiesbaden

Spirig R., De Geest S. (2004) »Advanced Nursing Practice« lohnt sich! Pflege, Heft 04, Huber, Bern

Stern T., Jaberg H. (2005) Erfolgreiches Innovationsmanagement. Erfolgsfaktoren – Grundmuster – Fallbeispiele. 2. Aufl., Gabler, Wiesbaden

Streckfuss G. (1994) QFD – Kundenorientierte Produktgestaltung in der Praxis. In: Wege zum erfolgreichen Qualitätsmanagement in der Produktentwicklung, VDI Berichte 1106, Düsseldorf

Teichert T. (2000) Conjoint-Analyse. In: Hermann A., Homburg C. (Hrsg.) Marktforschung. Methoden – Anwendungen – Praxisbeispiele, 2. Aufl., Gabler, Wiesbaden

Teubel T. (2010) Medizinisches Risikomanagement; Implementierung von Fehlermanagementsystemen für OP-Teams. Diplomica, Hamburg

Uhlenbruck W, Laufs A, Kern BR (Hrsg.) (2010) Handbuch des Arztrechts, Zivilrecht, Öffentliches Recht, Vertragsarztrecht, Strafrecht. 4. Aufl., Beck, München

von Eiff W., Schüring S., Niehues C. (Hrsg.) (2011) REDIA-Studie. In: Münsteraner Schriften zu Medizinökonomie, Gesundheitsmanagement und Medizinrecht, Band 7

Welz-Spiegel C. (1996) Qualitätsmanagement in der Hämophilieambulanz (comprehensive care center). Weller, Neckargemünd

Wöhe G., Döring U. (2010) Einführung in die Allgemeine Betriebswirtschaftslehre. 21. Aufl., Vahlen, München

Zollondz, Hans Dieter (Hrsg.) (2001) Lexikon Qualitätsmanagement, München

127

Weiterführende Literatur

Albrecht K. (2003) Management. Band 2, Frankfurt/Main

Atteslander P. (1995) Methoden der empirischen Sozialforschung, Springer, Berlin

Autry P., Thomas D. (1986) Competitive Strategy in the Hospital Industry. Health Care Management Review, Vol. 11

Becker R., Sommerhoff B. (2007) Wie das QM zur Erfolgsstrategie beiträgt aus: ExBa-Studie 2007 in: Qualität und Zuverlässigkeit. München, Jahrgang 52

Behrens J., Langer G. (2004) Evidence-based Nursing: Vertrauensbildende Entzauberung der Wissenschaft. Huber, Bern

Brunner F. (2011) Japanische Erfolgskonzepte. In Kaizen, KVP (Hrsg.) Lean-Production-Management, Total Productive Maintenance, Shopfloor-Management, Toyota-Production-System, GD³ – Lean Development, 2. Aufl., Hanser, München

Cheng B., Chiu W. (2007) Two-dimensional Quality Function Deployment: An Application for Deciding Quality Strategy Using Fuzzy Logic. In Total Quality Management & Business Excellence, 18 (4): 451–e470

Danner S. (1996) Ganzheitliches Anforderungsmanagement für marktorientierte Entwicklungsprozesse. Shaker, Aachen

Ellebracht H. (2002) Systemische Organisations- und Unternehmensberatung. Gabler, Wiesbaden

Fahrmeir L., Pigot I. (2004) Statistik – Der Weg zur Datenanalyse. 4. Aufl., Springer, Berlin

Froböse M., Kaapke A. (2005) Marketing. Stuttgart, Campus

Heß M. TQM/Kaizen-Praxisbuch Leitfaden für Unternehmer und Führungskräfte. TÜV Rheinland, Köln

Kahla-Witzsch H.A., Hellmann W. (Hrsg.) (2005) Praxis des klinischen Risikomanagements. Verlagsgruppe Hütig Jehle Rehm GmbH, Heidelberg

Köhler R. (1993) Beiträge zum Marketing-Management – Planung, Organisation und Controlling. 3. Aufl., Stuttgart, Schäffer Poeschel

Lamont B.T., Marlin D. et al. (1993) Porter's Generic Strategies, Discontinuous Environments, and Performance: A Longitudinal Study of Changing Strategies in the Hospital Industry. Health Services Research Vol. 26

Lauterbach K.W., Schrappe M. (Hrsg.) (2004) Gesundheitsökonomie, Qualitätsmanagement und evidence based medicine: eine systematische Einführung. 2. Aufl., Schattauer, Stuttgart

Legère W. (1984) Nightingale Schwester Florence: Leben im Dienst der Verwundeten und Kranken. Tyrolia, Innsbruck

MacInerney K. (2007) Die Conjoint-Analyse in der Marketingstrategie: Grundlagen, Methodik, Lösungspotenziale. VDM, Saarbrücken

Mai C. (1998) Effiziente Produktplanung mit QFD. Forschung und Praxis, Band 260, Berlin

Masing W, Ketting M, König W, Wessel KF (Hrsg.) (2003) Qualitätsmanagement-Tradition und Zukunft. Hanser, München

McSherry R., Basset C. (2002) Practice Development in the Clinical Setting, Nelson Thornes Ltd., London

Meffert H., Bruhn M. (2003) Dienstleistungsmarketing – Grundlagen – Konzepte – Methoden. Gabler, Wiesbaden

Notter E., Hott J.R. (1991) Grundlagen der Pflegeforschung. Huber, Göttingen

QS-Report über die Strukturdaten in hessischen Krankenhäusern, www.hkg.de

Radharamanan R., Godoy L.P. (1996) Continuous improvement: Health care system, Quality function deployment, Quality in services, Computers & Industrial Engineering. Department of Industrial Engineering, Federal University of Santa Maria, Santa Maria (RS), 97119-900, Brazil, Volume 31, Issues 1–2

Schaeffer D. (Hrsg.) (2002) Qualitative Gesundheits- und Pflegeforschung. Huber, Bern

Schelle H., Ottmann R., Pfeiffer A. (Hrsg.) (2005) Projektmanager. GPM Deutsche Gesellschaft für Projektmanagement e.V. 2. Aufl., Nürnberg

Terrahe M. (2010) Produktdefinition im Krankenhaus. In: Debatin JF, Ekkernkamp A, Schulte B (Hrsg.) Krankenhausmanagement: Strategien, Konzepte, Methoden. Medizinisch Wissenschaftliche Verlagsgesellschaft, Berlin

von Eiff W., Middendorf C. (2004) Klinisches Risikomanagement – kein Bedarf für deutsche Krankenhäuser? Das Krankenhaus, Nr. 7

Welz-Spiegel C. (1999) Bürgerhospital, erstes Frankfurter Krankenhaus mit Gütesiegel nach DIN EN ISO 9001. In: Wettläufer I, Schimmelpfeng L, Pfaff-Schley H (Hrsg.): Krankenhausmanagement für Qualität und Umwelt, Blottner, Taunusstein

Zipper S.G. (2006) Medical-Risk-Management. Urban & Vogel, München

Zischka S., Redeker G. (Hrsg.) (2000) Hannoversche Berichte zum Qualitätsmanagement: Zielgerichtete Qualitätsplanung in der Produktentwicklung; Band 5

Anhang

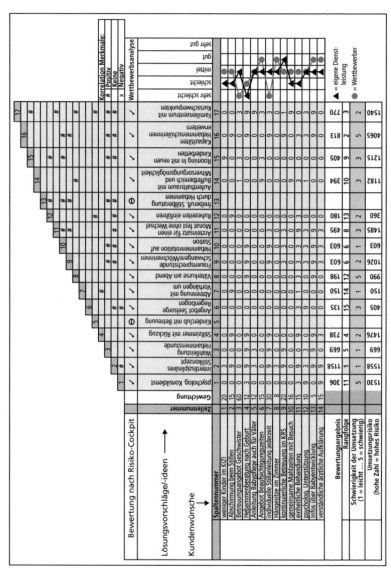

Gesamtübersicht eines adaptierten QFD-Vorgehens

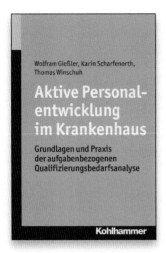

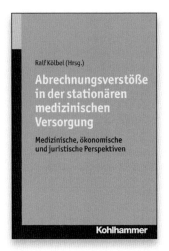

Ralf Kölbel (Hrsg.)

Abrechnungsverstöße in der stationären medizinischen Versorgung

Medizinische, ökonomische und juristische Perspektiven

2013. 212 Seiten. Kart. € 34,90
ISBN 978-3-17-022621-0

Krankenhäuser stehen im Fokus einer kritischen Öffentlichkeit. Man konfrontiert sie mit Vorhaltungen, die neben Leistungsfragen (Hygienemängel, Behandlungsfehler) auch ihr Abrechnungsverhalten betreffen. Als Ursache wird ihre wachsende wirtschaftliche Ausrichtung ausgemacht. Solche Vorwürfe müssen – angesichts knapper Sozialkassen, aber auch der existenziellen Bedeutung der stationären medizinischen Versorgung – nachdenklich stimmen. Deshalb diskutiert das Buch, ob Krankenhäuser tatsächlich Abrechnungsverstöße in einem relevanten Maße begehen, welche Ausprägungen dies annimmt und wie es gedeutet und erklärt werden kann. Dem interdisziplinär angelegten Band liegt eine empirisch-kriminologische Erhebung zugrunde, die durch einige ergänzende Beiträge flankiert wird und so ganz unterschiedliche Perspektiven zur Sprache kommen lässt.

Leseproben und weitere Informationen unter www.kohlhammer.de

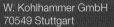
W. Kohlhammer GmbH
70549 Stuttgart

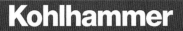